Professionelles Pflegehandeln im Alltag

Mabuse-Verlag
Wissenschaft 108

Christine Dörge, geb. 1962, MPH, M.A., ist wissenschaftliche Mitarbeiterin und Doktorandin an der Pädagogischen Hochschule Schwäbisch Gmünd. Sie hat Erziehungswissenschaft und Soziologie (2003) sowie Gesundheitswissenschaften (2006) studiert. Als Krankenschwester, Fachkraft für Anästhesie- und Intensivmedizin sowie Lehrerin für Pflegeberufe (zuletzt war sie stellvertretende Leiterin einer Berufsfachschule für Gesundheitsberufe) arbeitete sie über 25 Jahre lang in verschiedenen Einrichtungen des Gesundheitswesens. Die vorliegende Studie wurde als Qualifikationsarbeit an der Fakultät für Gesundheitswissenschaften der Universität Bielefeld eingereicht.

Christine Dörge

Professionelles Pflegehandeln im Alltag

Vision oder Wirklichkeit?

Mabuse-Verlag
Frankfurt am Main

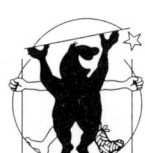

Bibliografische Information der Deutschen Nationalbibliothek

Die Deutsche Nationalbibliothek verzeichnet diese Publikation in der Deutschen Nationalbibliografie; detaillierte bibliografische Angaben sind im Internet unter http://dnb.d-nb.de abrufbar.

© 2009 Mabuse-Verlag GmbH
Kasseler Str. 1a
60486 Frankfurt am Main
Tel.:   069 – 70 79 96-13
Fax: 069 – 70 41 52
verlag@mabuse-verlag.de
www.mabuse-verlag.de

Druck: Prisma Verlagsdruckerei, Saarbrücken
ISBN: 978-3-940529-35-0
Printed in Germany
Alle Rechte vorbehalten

Inhaltsverzeichnis

Einleitung 9

1 Problemhintergrund und gesundheitswissenschaftliche Relevanz 13

1.1 Zur Krise des Gesundheitswesens 14
   1.1.1 Sozio-demografischer Wandel 15
   1.1.2 Veränderung des Krankheitsspektrums 17
   1.1.3 Auswirkungen der Technisierung 19
   1.1.4 Ökonomisierungsdruck 20

1.2 Zur historischen Entwicklung des Pflegeberufes – Lasten der Vergangenheit? 21

1.3 Professionelles Pflegehandeln als wenig beachteter Gegenstand wissenschaftlicher Forschung 26

2 Pflege: Beruf oder Profession? – zum bisherigen Hauptaugenmerk der »klassischen« professionssoziologischen Betrachtungen 31

2.1 Zum Berufsbegriff, oder: Ist Pflege ein Beruf? 32

2.2 Profession und Professionalisierung 35
   2.2.1 Theoretische Konzepte der deutschen Professionssoziologie 35
   2.2.2 Pflege auf dem Weg zur Profession? 40

Erstes Zwischenfazit 42

3 Pflege als professionelles Handeln? – Professionalisierung aus handlungsorientierter Sicht 43

Inhaltsverzeichnis

3.1 Kriterien professionellen Handelns 45

3.2 Grundlagen pflegerischen Handelns 52
    3.2.1 Der Gegenstand von Pflege – eine Annäherung 52
    3.2.2 Zum Adressaten pflegerischen Handelns 60
    3.2.3 Zu den Wissensbeständen und Instrumenten pflegerischen Handelns – eine Bestandsaufnahme 63

3.3 Folgerungen für ein professionelles Pflegehandeln 69

Zweites Zwischenfazit/ Präzisierung der Fragestellung 73

4 Methodisches Vorgehen 77

4.1 Gewinnung des Datenmaterials 77
    4.1.1 Zur Untersuchungsgruppe 77
    4.1.2 Das leitfadengestützte Interview als Erhebungsinstrument 83

4.2 Auswertung des Datenmaterials 86

5 Datenanalyse und Interpretation der Experteninterviews 89

5.1 Das Gros der Pflegenden – Handeln als Verrichtung 89
    5.1.1 Gestaltungsspielräume 90
    5.1.2 Orientierungs- und Begründungsfolien pflegerischen Handelns 93
    5.1.3 Die Stellung des Pflegebedürftigen im Kontext pflegerischenHandelns 96
    5.1.4 Das Alltagshandeln der Pflegenden 99
    5.1.5 Vorstellungen von einer »guten« Pflege 104

5.2 Pflegende nahe an der Professionalität – Pflege als Beziehungshandeln 106
    5.2.1 Gestaltungsspielräume 106
    5.2.2 Orientierungs- und Begründungsfolien pflegerischen Handelns 108

5.2.3 Die Stellung des Pflegebedürftigen im Kontext
pflegerischen Handelns ... 111
5.2.4 Das Alltagshandeln der Pflegenden ... 112
5.2.5 Vorstellungen von einer »guten« Pflege ... 116

6 Diskussion der Ergebnisse ... 119

6.1 Professionelles Pflegehandeln im Alltag – Vision oder Wirklichkeit? ... 119

6.1.1 Pflegehandeln fernab jeglicher Professionalität ... 120
6.1.2 Professionalität im pflegerischen Alltagshandeln – nicht grundsätzlich ausgeschlossen ... 124

6.2 Überlegungen zum Qualifizierungsbedarf ... 126

6.2.1 Bildungspolitische Implikationen zur nicht-akademischen Erstausbildung ... 127
6.2.2 Professionalität durch Akademisierung? ... 133

Fazit ... 137

Literaturverzeichnis ... 143

Einleitung

In den letzten Jahren hat der Begriff der »professionellen Pflege« in den alltäglichen Sprachgebrauch der Akteure des Gesundheitswesens – namentlich den der Pflegenden[1] selbst – Eingang gefunden.
Im berufsspezifischen Sprachgebrauch findet der Begriff der »professionellen Pflege« nicht nur im elaborierten Code publizierter Fachliteratur und Fachzeitschriften – insbesondere wissenschaftlicher – Verwendung. So verzichtet u.a. keines der für Ausbildung und Praxisalltag gängigen Standardwerke der Pflegefachliteratur in den einleitenden Kapiteln auf den eindringlichen Verweis, dass das jeweilige Werk (eine) wichtige Grundlage für das Erlernen und die Ausübung professioneller Pflege sei. Professionelle Pflege wird dabei in den jeweiligen thematischen Erläuterungen implizit wie explizit als positives und fortschrittliches Leitbild und Handlungsmaxime beruflicher Pflege deklariert. Auch interne wie externe Stellenausschreibungen für Pflegekräfte, Leitbilder von Einrichtungen des Gesundheitswesens, Werbeprospekte etc. greifen vermehrt auf diesen Wortgebrauch zurück. Es ist sprachlicher Alltag, dass sich ausgebildete Pflegekräfte im Rahmen ihrer Berufausübung und zugleich mit der Intention der ausdrücklichen Abgrenzung ihrer Arbeit gegenüber Laien als professionell Pflegende attribuieren.
Die häufige Verwendung des Begriffes »professionelle Pflege« – auch und insbesondere im Zusammenhang mit dem beruflichen Pflegealltag – lässt aufhorchen. Doch – was ist »professionelle Pflege«? Inhaltlich bleibt der im beruflichen Alltag von so vielen und oft benutzte Begriff auffallend diffus und unbestimmt.

---

[1] Im Text wird nicht explizit zwischen weiblichen und männlichen Wortformen unterschieden. Dennoch wird, wenn nicht anders hervorgehoben, die so ausgeschlossene Geschlechtsform i.d.R. miteinbezogen. Die Begriffe Pflegende, Pflegekräfte und Pflegepraktiker werden im Folgenden synonym verwendet. Der Fokus der Arbeit liegt dabei auf Personen, die im Rahmen der Berufstätigkeit Pflegeleistungen direkt am Pflegebedürftigen erbringen und als Qualifikation über eine abgeschlossene dreijährige Ausbildung nach dem Krankenpflegegesetz verfügen.

Einleitung

Auf den ersten Blick findet sich keine eindeutige bzw. verständliche Erklärung, warum Pflegekräfte begonnen haben, ihr berufliches Handeln unter dem Gesichtspunkt professioneller Pflege zu erörtern. Festzustellen ist jedoch, dass der zunehmende Gebrauch des Begriffes der professionellen Pflege in Deutschland einerseits zeitnah zur beginnenden Akademisierung und damit verbundenen Professionalisierungsbestrebungen in der Pflege steht, sich andererseits aber in einem sozio-historischen Kontext zu etablieren beginnt, der durch dringend notwendige Veränderungen des Gesundheitssystems gekennzeichnet ist. Sozio-demografische Entwicklungen, der Wandel des Krankheitsspektrums in Richtung Chronifizierung, ein sich in den letzten Jahren vollziehender Paradigmenwechsel im Gesundheits- bzw. Krankheitsverständnis sind nur einige Aspekte, die insbesondere in Folge des damit verbundenen Bedarfs an größerer Fach-Expertise der Akteure, weit reichende Auswirkungen auf den Dienstleistungssektor im Gesundheitswesen und damit auch auf die Situation der beruflich Pflegenden sowie deren zukünftig erforderlichen Handlungspotentiale, Handlungsstrategien sowie -ziele haben.

Vor diesem Problemhintergrund sowie unter professionssoziologischer Perspektive kann der Professionsbegriff bzw. »professionelles Handeln« aus unterschiedlichen Perspektiven betrachtet werden. So geht es einerseits vor allem um den Charakter eines Berufes bzw. dessen Angehörigen und seine Institutionalisierung als Profession; Pflege ist hier vordringlich mit sich selbst und der Frage nach ihrer gesellschaftlichen Positionierung, auch innerhalb der Berufe des Gesundheitswesens, beschäftigt. Andererseits können aber auch durch die Fokussierung auf »Pflege als Expertenhandeln« die inhaltlichen Anforderungen an das Handeln der Pflegenden in den Fokus der Betrachtung gezogen werden.

Gerade angesichts des wachsenden Bedarfs an kompetenter Pflege, den sich insbesondere im ambulanten Versorgungssektor verstärkt herauskristallisierenden neuen Aufgaben und Anforderungen für die Pflege, scheint es notwendig, wenn nicht sogar prioritär, sich intensiv mit der inhaltlichen Seite professionellen Handelns auseinanderzusetzen. Die inhaltliche Auseinandersetzung mit benötigten Handlungskompetenzen für bzw. in der Pflegearbeit verspricht einen Beitrag zur Lösung bestehender Problemlagen in der

Einleitung

Gesundheitsversorgung beizusteuern. Zudem berücksichtigt sie explizit die Perspektive auf den Empfänger bzw. die Zielgruppe pflegerischen Handelns. Die alltägliche Arbeit der Pflegepraktiker – nicht nur die zahlenmäßig größte Gruppe fachlich Pflegender, sondern zugleich ja auch diejenigen, die in Bezug auf die Pflegeempfänger in vorderster Front bei der Erbringung von Pflegedienstleistungen stehen – führen in empirischen Studien zum professionellen Handeln erstaunlicherweise ein relatives Schattendasein. Fragen wie: wie wird Pflege von diesen Pflegenden verstanden und praktiziert, ist professionelle Pflege bei den Pflegepraktikern Handlungswirklichkeit oder eher (noch) eine Vision, nehmen Pflegende dort (bereits) eine entsprechende professionelle Haltung bzw. Perspektive ein, besteht für die Realisierung professioneller Pflege bei den Pflegenden evtl. Qualifizierungsbedarf, werden im Rahmen der wissenschaftlichen Forschung nicht hinreichend, zumindest nicht in einem der gesundheitswissenschaftlichen Relevanz angemessenen Ausmaß berücksichtigt. Hieraus und aus der Beobachtung, dass der Begriff der professionellen Pflege als – zumindest verbal geäußerte – Erwartungs- und Anspruchshaltung in den Handlungsalltag der Pflegepraktiker Einzug gefunden hat, begründet sich vorrangig das Interesse der nachfolgenden Arbeit. Durch die Untersuchung von Pflegekräften, die in der direkten Pflege tätig sind, soll zur Schließung dieser Lücke beigetragen werden. Die dem Untersuchungsgegenstand immanente Option, sich der Fragestellung sowohl aus einer Insider-Perspektive, also der Untersuchung der Sichtweise der Pflegenden selbst, als auch einer Outsider-Perspektive – das heißt unter Anlegung äußerer Kriterien – zu nähern, ist dabei für die methodische Vorgehensweise dieser Arbeit interessegeleitet zugunsten letzterer entschieden worden.

Im Rahmen dieser Arbeit werden in Kap. 1 der Problemhintergrund und die gesundheitswissenschaftliche Relevanz des Forschungsvorhabens aufgezeigt. Besonderes Augenmerk liegt dabei zum einen auf der Darstellung der Krise des Gesundheitssystems, die u.a. Konsequenzen für die Pflege und hierfür benötigte Handlungskompetenzen hat. Zum anderen wird auch ein Blick auf beeinflussende Größen pflegerischen Handelns in der Vergangenheit geworfen, da diese bis in die Gegenwart Auswirkungen und Einfluss auf die berufliche Sozialisation und das berufliche Selbstverständnis von Pflegekräften haben. Der in Kap. 2 und 3 folgende theoretische Teil der Arbeit

Einleitung

dient der thematischen Hinführung und der Aufbereitung der Ergebnisse der wissenschaftlichen Literaturrecherche. Der Begriff des professionellen Handelns wird aus professionssoziologischer Sicht näher bestimmt. Hier gilt es zur Vollständigkeit beide Aspekte professionellen Handelns zu berücksichtigen. In Kap. 2 werden daher die Erkenntnisse der klassischen Professionssoziologie, die sich vorrangig mit statusbezogenen Merkmalen und Kriterien der Profession und ihrer Abgrenzung zum Beruf auseinandergesetzt hat, verdeutlicht. Kap. 3 greift dann dezidert den Handlungsaspekt professioneller Pflege auf: Hierzu wird zum einen als theoretisches Gerüst auf den handlungstheoretischen Ansatz professionellen Handelns von Oevermann (Kap. 3.1) Bezug genommen. Zum anderen wird Pflegehandeln, bzw. der Gegenstand von Pflege näher bestimmt (Kap. 3.2) und als Desiderat Kriterien für eine professionelle Pflege dargelegt (Kap. 3.3). Im empirischen Teil der Arbeit wird das Pflegehandeln von Pflegenden im Praxisalltag unter Berücksichtigung der Kriterien der Professionalität dieses Handelns untersucht. Neben der Erhebung eigener Daten wird hierzu auf Datenmaterial eines Forschungsprojektes der Fakultät für Gesundheitswissenschaften der Universität Bielefeld, AG Versorgungsforschung/Pflegewissenschaft, zurückgegriffen. Kap. 4 zeigt das methodische Vorgehen der qualitativen Studie auf. Die Ergebnisse der empirischen Analyse (Kap. 5) werden im Anschluss in Kap. 6 in Hinblick auf den theoretisch abgeleiteten Anspruch an professionelles Pflegehandeln verglichen und unter dem Gesichtspunkt evtl. erforderlichen Qualifikationsbedarfs diskutiert.

1 Problemhintergrund und gesundheitswissenschaftliche Relevanz

Das Gesundheitswesen ist angesichts wachsender und neuer Herausforderungen für die Sicherstellung einer adäquaten und zufrieden stellenden gesundheitlichen Versorgung der Bevölkerung in den letzten Jahren immer stärker in den Fokus öffentlicher, wissenschaftlicher und politischer Aufmerksamkeit geraten. Schlagworte wie »Kostenexplosion im Gesundheitswesen«, »Pflegenotstand«, »Überalterung der Bevölkerung« etc. spiegeln Teilaspekte der bereits derzeit wahrgenommenen Krise wider. Die antizipierte weitere Zuspitzung der Krise des Gesundheitswesens – mit weit reichenden Folgen für Individuum und Gesellschaft gleichermaßen – erfordert dringend die kritische Überprüfung bestehender systemimmanenter Strukturen und Leistungen. Darüber hinaus gilt es in gemeinsamer Anstrengung von Wissenschaft, Politik und Akteuren an der Entwicklung und Implementation von zukunftsorientierten Lösungsstrategien mitzuwirken.

In Hinblick auf die derzeitigen und zukünftigen Problemlagen wie aber auch Erwartungen, die von allen gesellschaftlichen Gruppierungen an das öffentliche Gesundheitswesen gerichtet werden, geraten auch die Beschäftigten dieses Arbeitsmarktsegmentes in den Fokus der Betrachtungen. Ein besonderes Augenmerk gilt dabei den Berufen im Gesundheitswesen[2], die Dienstleistungen der medizinischen und pflegerischen Versorgung im ambulanten und stationären Bereich erbringen. Pflegekräfte stellen hier in beiden Versorgungssektoren zahlenmäßig den größten Anteil; zudem ist ihr Lösungsbeitrag angesichts der für die Bevölkerung prognostizierten Zunahme an Pflegebedürftigkeit besonders gefordert (u.a. MAGS-NRW 2003; Statistisches Bundesamt 2005a, 2006).

Innerhalb der Gruppe der Gesundheitsdienstberufe befinden sich Pflegende angesichts der sich abzeichnenden Herausforderungen an ihren Beruf

---

[2] Eine Übersicht zu den Einzelberufen, die unter die Kategorie der Gesundheitsberufe fallen, findet sich u.a. in diversen Veröffentlichungen des Statistischen Bundesamtes (z.B. 2006: 72).

in einem besonderen Dilemma: Sie sind nicht nur überproportional von den Auswirkungen und Konsequenzen der die Gesundheitskrise ausmachenden Faktoren (Kap.1.1) betroffen. Das Selbstverständnis der Pflegenden, ihre berufliche Positionierung sowie ihr berufliches Handeln sind zudem bis in die Gegenwart nachhaltig von den Auswirkungen der spezifischen Soziogenese des Pflegeberufes beeinflusst. Charakteristika der historischen Entwicklung der Pflege und die damit verbundenen »Lasten der Vergangenheit« (Kap. 1.2) gilt es mit zu berücksichtigen, wenn Überlegungen zum spezifischen Beitrag der Pflege zur Bewältigung der sich unter dem Begriff der »Krise des Gesundheitswesens« subsumierenden zentralen Public-Health-Probleme angestrengt werden. Die in der Pflege eingeleitete Professionalisierungsdebatte, die auch zunehmend Berücksichtigung in einem entsprechenden wissenschaftlichen Forschungsinteresse findet (Kap 1.3), kann als Auseinandersetzung der Pflege mit beiden Aspekten verstanden werden.

1.1 Zur Krise des Gesundheitswesens

Die Krise(n) des Gesundheitswesens und damit die Umstände, die Einfluss auf die Erfordernisse, Voraussetzungen und Perspektiven pflegerischen Handelns haben, sind vielfältig und begründen in besonderem Maße die hohe gesundheitswissenschaftliche Relevanz der sich vor diesem Problemhintergrund entwickelnden Fragestellung dieser Arbeit. Im Folgenden werden exemplarisch

- der sozio-demografische Wandel,
- die Veränderung des Krankheitsspektrums,
- Auswirkungen der Technisierung und
- Ökonomisierung.

als Ursachen der Gesundheitskrise herausgegriffen und ihren Konsequenzen – unter einer perspektivischen Verengung auf ihre Relevanz für die berufliche Pflege – aufgezeigt.

1. Problemhintergrund und gesundheitswissenschaftliche Relevanz

1.1.1 Sozio-demografischer Wandel

Die Auswirkungen des sich vollziehenden sozio-demografischen Wandels auf die Gesellschaft und die Erfordernisse einer darauf adäquat eingehenden Ein- und Ausrichtung des Gesundheitswesens für die Gewährleistung einer alle Beteiligten gleichermaßen zufrieden stellenden Versorgung mit Gesundheitsdienstleistungen sind vielfältig. In der Bundesrepublik Deutschland ist wie auch in den übrigen westlichen Industrienationen eine dramatische Veränderung der Altersstruktur der Bevölkerung zu beobachten. Es zeichnet sich eine fortschreitende »Überalterung« ab, die zur Verkehrung des Modells der klassischen Alterspyramide führt.

Diese Entwicklung ist auf der einen Seite durch einen Anstieg der Lebenserwartung und der damit verbundenen gleichzeitigen Zunahme an Menschen im höheren Lebensalter gekennzeichnet. Auf der anderen Seite sinkt seit fast 50 Jahren (eingeleitet mit dem so genannten »Pillenknick« in den 60er/70er Jahren) die Geburtenrate kontinuierlich und ist derzeit mit einem Wert von ca. 1,3 Kindern pro Frau im gebärfähigen Alter auf dem niedrigsten Stand seiner Geschichte. Damit ist die Geburtenrate kleiner als die Reproduktionsrate, die erforderlich wäre, um die derzeitige Bevölkerungszahl zu halten. In seiner Konsequenz für die Gesamtbevölkerung bedeutet dieser Trend vereinfacht ausgedrückt: Immer weniger Junge stehen immer mehr Alten gegenüber (Statistisches Bundesamt 2005b).

Alterung und Pflegebedürftigkeit korrelieren in hohem Maße. Werden in der vom Statistischen Bundesamt (2005a) veröffentlichten »Pflegestatistik 2003« bereits 2,08 Millionen Pflegebedürftige ausgewiesen, so wird unter Berücksichtigung der demografischen Entwicklung kurz- bis mittelfristig ein weiterer, und zwar erheblicher Anstieg an Pflegebedarf prognostiziert. Die in diesem Kontext durchgeführten Vorausberechnungen[3] gehen für das Jahr 2020 von ca. 2,83 Millionen Pflegebedürftigen aus. Dies entspricht einem erwarteten absoluten Zuwachs an Pflegebedürftigen von über 30% innerhalb eines Zeitraums von 20 Jahren. Allein die in diesen Berechnungen

---

[3] Es gibt eine Vielzahl von Prognosen zur Pflegebedürftigkeit. Diese variieren – je nach Datenzugriff und berücksichtigten Variablen – in den berechneten Ergebnissen, stimmen davon unabhängig aber in der Vorhersage eines starken Zuwachses an Pflegebedürftigkeit überein.

prognostizierte Zunahme pflegebedürftiger Menschen ist in Blick auf die zukünftige Sicherstellung eines analog der wachsenden Nachfrage hinreichenden Angebots von Pflegedienstleistungen alarmierend.[4]

Der sich abzeichnenden vermehrten Nachfrage nach Pflegeleistungen steht gleichzeitig ein wachsendes Problem der Rekrutierung von Pflegenden gegenüber. Aufgrund der geschilderten demografischen Entwicklungen sinkt die künftige Zahl an Schulabgängern in den nächsten Jahren; damit auch der potentielle Bewerbernachwuchs für eine Ausbildung in einem Pflegeberuf. Die Schere zwischen der Nachfrage nach qualifizierten Pflegeleistungen und zukünftig vorgehaltenem Angebot durch entsprechend ausgebildetes Personal klafft umso stärker auseinander, je weniger es gelingt, zumindest die bisherigen absoluten Ausbildungszahlen sicherzustellen und das examinierte Pflegepersonal nach Abschluss der Berufsausbildung langfristig in hoher Anzahl in den Beschäftigungsmarkt zu integrieren und dort auch zu halten.[5] Zur annähernden Deckung des zunehmenden Pflegebedarfs wäre sogar ein weiterer Ausbau der Nachwuchsgewinnung und -qualifizierung unumgänglich.

Dies gilt umso mehr, als familiale Netzwerke, die bisher in hohem Ausmaß pflegerische Aufgaben subsidiär übernommen haben, verstärkt wegbrechen (vgl. u.a. Schaeffer 1996). Als Erklärung für den sich abzeichnenden Verlust bisheriger Leistungsfähigkeit wie -bereitschaft familialer Netzwerke kann nicht allein die Folge der beschriebenen demografischen Veränderungen herangezogen werden. Gleichfalls haben die im Rahmen des Modernisierungsprozesses ausgelösten Freisetzungsprozesse, mit ihren Folgen der Individualisierung und Pluralisierung von Lebensformen (Beck 1996), zur

---

[4] Ergänzend muss hier zudem vermerkt werden, dass in dieser Prognose lediglich die Personen berücksichtigt werden, die Leistungen der Pflegeversicherung beziehen (werden). Pflegebedarf bzw. Pflegeleistungen, die an dieser Stelle vom MDK (Medizinischer Dienst der Krankenversicherungen) keine Berücksichtigung finden, weil sie zum Beispiel dem Leistungskatalog der Krankenversicherungen zugeordnet werden, oder aber als Bedarf weder von der Pflege- noch der Krankenversicherung finanziert werden, erhöhen die Nachfrage nach Pflegeleistungen noch um ein Weiteres.
[5] Der gegenwärtig stattfindende Abbau von Ausbildungsplätzen (vgl. Blum u.a. 2006), gepaart mit dem hohen Anteil frühzeitigen Berufsausstiegs (vgl. Tackenberg u.a. 2003) verschärft die sich bereits heute abzeichnende Diskrepanz zwischen Angebot und Nachfrage an qualifizierten Pflegeleistungen.

1. Problemhintergrund und gesundheitswissenschaftliche Relevanz

weitgehenden Auflösung traditioneller Familienstrukturen geführt: So führt vermehrte sozialer Mobilität dazu, dass Angehörige häufig nicht mehr in Wohnortnähe eines Pflegebedürftigen wohnen. Ehefrauen und Töchter stehen in Folge des im Zuge der Modernisierung stattgefundenen Wandels der Geschlechterrolle – mit den sich daraus ergebenden Rechten und neuen Pflichten – nicht mehr als »stille Pflege-Reserve« wie scheinbar selbstverständlich für die Übernahme von Pflegeaufgaben parat. Des Weiteren ist die Stabilität, Dauerhaftigkeit und damit auch die Verlässlichkeit der Institution Familie durch den Anstieg von Scheidungen, die Zunahme alternativer privater Lebensformen etc. ins Wanken geraten (vgl. u.a. Schäfers 2004; Geißler 2006).

Der Anteil an Pflege, der derzeit noch im häuslichen Versorgungssektor von Familienmitgliedern zur Deckung des bestehenden Pflegebedarfs erbracht wird, ist immens. Angehörige tragen dort bisher die Hauptlast der Pflege (vgl. Statistisches Bundesamt 2005a). Mit dem zunehmenden Wegbrechen familialer Netzwerke und dem damit verbundenen Wegfall der von diesen Personen (vorwiegend) unentgeltlich geleisteten Hilfe bei der Alltagsbewältigung Kranker und Pflegebedürftiger wird in der Pflege ein Professionalisierungsschub ausgelöst: Es entsteht eine gesteigerte Nachfrage nach beruflich erbrachter Pflege. Gleichzeitig resultieren aus dieser Entwicklung neue Aufgaben für die Pflege. Insbesondere im Setting der ambulanten Pflege wird beispielsweise Angehörigenanleitung und -unterstützung notwendiger Bestandteil pflegerischer Praxis (Schaeffer 1996: 60f.).

1.1.2 Veränderung des Krankheitsspektrums

Der sozio-demografische Wandel und die sich daraus ergebenden, auf Lösungen drängenden Problemlagen, spiegeln nur einen Teil der unter dem Begriff der »Krise des Gesundheitswesens« subsumierten Herausforderungen an das Versorgungswesen wider. Auch der Wandel des Krankheitspanoramas erfordert dringend eine adäquate Berücksichtigung. Akuterkrankungen und die damit verbundenen Erwartungen bzw. Anforderungen an das Gesundheitswesen sind gegenüber einer – in der Tendenz weiter wachsenden –

1. Problemhintergrund und gesundheitswissenschaftliche Relevanz

Zunahme chronischer Erkrankungen[6] und Multimorbidität und den damit einhergehenden Bewältigungsaufgaben, die ganz andersartige Beschaffenheit und Qualität haben, zurückgetreten.

Bei chronischen Krankheiten stellen sich im Verlauf häufig Komplikationen und Verschlechterungen ein. Daneben gibt es gleichermaßen stabile Phasen im Krankheitsverlauf, sowie auch einzelne Momente der Besserung des Gesundheitsbefindens.[7] Anstelle einer kurzen überschaubaren Episode, wie sie für akute Erkrankungen typisch ist, müssen chronisch Kranke langfristig mit wechselnden Gesundheitseinschränkungen leben. Chronisch Erkrankte stehen somit vor der Notwendigkeit, ihre Erkrankung dauerhaft in ihr Leben zu integrieren. Eine Fortsetzung einer vorrangig auf »cure«, also auf Heilung ausgerichteten Handlungsorientierung der Akteure des Gesundheitswesens wird den Betroffenen bzw. den speziellen Anforderungen chronischer Erkrankungen (vgl. u.a. SVR 2002; Schaeffer/Moers 2003) nicht annähernd gerecht. Das Erfordernis von »care« steigt. „Viele der mit chronischer Krankheit verbundenen Beeinträchtigungen sind nicht revidierbar, wohl aber *beeinflussbar"* (Schaeffer/Moers 2003: 450).

In der Konsequenz bedingt die stetige Zunahme chronischer Erkrankungen zukünftig eine noch stärkere quantitative wie qualitative Gewichtung der Arbeit der professionell Pflegenden innerhalb des Versorgungsgeschehens. Vorzugsweise auf die beruflich Pflegenden, die von allen Akteuren des Gesundheitswesens im Rahmen ihrer Tätigkeit den engsten und häufigsten Kontakt zu den chronisch Kranken und Pflegebedürftigen haben, kommen Aufgaben zu:

> die allesamt nicht auf kausale Krankheitsbeseitigung, sondern auf die Bewältigung des Lebens mit Krankheit, den Alltag, Stabilisierung und Aufrechterhaltung der Autonomie des Patienten trotz vorhandener Gesundheitseinschränkungen sowie auf die Sicherung und Förderung seiner vorhandenen Gesundheitsressourcen zielen. (Moers 1994:165)

---

[6] Es handelt sich dabei in der vor allem um Herz-Kreislauferkrankungen, Krebserkrankungen, Erkrankungen des Muskel- und Skelettsystems, Stoffwechselkrankheiten und psychische Krankheiten.
[7] Zum Krankheitsverlauf chronischer Krankheit siehe das Corbin-und-Strauss-Pflegemodell (Woog 1998).

1. Problemhintergrund und gesundheitswissenschaftliche Relevanz

Im Denken und Handeln der Akteure des Gesundheitswesens sowie der Gesundheitspolitik machen die mit dem Wandel des Krankheitsspektrums und der Alterung der Bevölkerung entstehenden Problemlagen, die sich der bisherigen Zugriffsweise auf gesundheitliche Probleme zum größten Teil entziehen, ein Umdenken erforderlich. Zumindest in der Theorie hat sich die erforderliche Abkehr der Pflege von den krankheits- und behandlungsorientierten Paradigmen der Medizin, die die gesamte gesundheitliche und pflegerische Versorgung der Bevölkerung lange dominierten, bereits vollzogen (Kühnert/Naegele 1996: 31). Um dem sich verändernden – subjektiven wie objektiven – Versorgungsbedarf im Alltag angemessen begegnen zu können, muss aber auch in der Praxis eine salutogenetischen Prinzipien verpflichtete Handlungsausrichtung Selbstverständlichkeit werden.

Für die Bewältigung der geschilderten, sich zum Teil verändernden, zum Teil neuen Anforderungen, halten die bisherigen „Qualifikationsprofile [der Pflegeberufe] nicht mehr Schritt" (Schaeffer 1999: 141f.). Professionalisierungsbestrebungen zielen in diesem Zusammenhang auf den Erwerb zusätzlicher, wissenschaftlich fundierter Kompetenzen, die den Pflegenden ein adäquates, professionalisiertes Pflegehandeln gestatten.

1.1.3 Auswirkungen der Technisierung

Mit dem medizinisch-technischen Fortschritt wurde lange Zeit die Hoffnung an einen möglichen Sieg der Medizin über die Krankheiten verknüpft. Das derartige an eine »Apparatemedizin« gesetzten Erwartungen ein Trugschluss sind, ist inzwischen nur allzu deutlich geworden. Die Technisierung im diagnostischen und therapeutischen Bereich konnte zwar – vor allem im Bereich der Akuterkrankungen – viel beachtete Teilerfolge erzielen, stößt aber, auch angesichts der bereits oben beschriebenen Problemlagen des Gesundheitswesens, immer deutlicher auf ihre Grenzen. Insbesondere für den Krankenhausbetrieb brachte sie eine Vielzahl von Umstrukturierungen mit sich, „die zu Verkürzungen der Liegezeiten bei gleichzeitiger Intensivierung der Arbeit sowie zu neuen Mustern der Arbeitsteilung geführt haben" (Moers 1994: 161). Mit der Technisierung und der daran geknüpften Taylorisierung der Arbeit kam es zu einer Vernachlässigung wesentlicher Bedürfnisse des sich durch Krankheit in einer Krise befindenden Subjekts. Die Erkenntnis, dass der medizinisch- technische Fortschritt neben technischem Know-how auf der einen Seite zusätzlich „eine erhöhte psychosoziale Kompetenz im Umgang mit den Patienten, insbesondere in Krisen- und existentiell bedrohlichen Situationen, auf der anderen Seite" (Wiese 1995: 145; vgl. auch Blaudszun 2000: 37f.) erfordert, wurde lange Zeit übersehen und trägt zur gegenwärtigen Krise des Gesundheitswesens bei.

Die unter dem Primat des »technisch Machbaren« erfolgte Ausrichtung des Gesundheitswesens gerät zunehmend in den kritischen Diskurs. Veränderte Wertvorstellungen (vgl. Wiese 1995: 145) und Versorgungsbedürfnisse der Patienten, sich aufdrängende ethische Fragen zu Möglichkeiten und Grenzen des medizinisch-technischen Fortschritts, aber auch Überlegungen zur Effektivität und Effizienz müssen reflektiert und stärker berücksichtigt werden.

Für die Akteure des Gesundheitswesens geht der medizinisch-technische Fortschritt mit der Herausbildung notwendiger wissenschaftlich fundierter Expertise und einer erheblichen Spezifizierung von Handlungsrepertoires einher. Auch die Pflegekräfte partizipieren an dieser Entwicklung, sind formal aber weisungsgebunden geblieben. Im Rahmen dieser Paradoxie erklärt sich ihr berufspolitisches Streben, als gleichberechtigte Gesundheitsprofession anerkannt zu werden.

1.1.4 Ökonomisierungsdruck

Der finanziell erforderliche Aufwand für den medizinisch-technischen Fortschritt in Diagnostik und Therapie ist ein (wichtiger) Faktor für die so genannte Kostenexplosion im Gesundheitswesen. Die demografische Entwicklung in der Bundesrepublik und die Zunahme von Chronifizierung und Multimorbidität werden den Bedarf an Gesundheitsdienstleistungen und damit die Frage der Finanzierbarkeit gegenüber heute weiter verschärfen. Gesundheitsdienstleistungen kosten Geld; finanzielle Mittel stehen aber nicht schier unbegrenzt zur Verfügung, werden auf Sicht sogar eher knapper. Der Druck durch die Kostenträger steigt. Gesetzgebungen der Gesundheitspolitik, Umstrukturierungen innerhalb der Versorgungseinrichtungen, der Abbau von vorgehaltenen Überkapazitäten, die Einführung der »Diagnosis Related Groups« etc. sind Ausdruck, wie Wirtschaftlichkeitsdenken verstärkt in das

Gesundheitswesen Einzug gefunden hat. Alle Institutionen und Akteure des Gesundheitswesens werden künftig in wachsendem Maße in die Pflicht zum wirtschaftlichen und verantwortungsvollen Einsatz von und Umgang mit Ressourcen genommen werden. Bereits heute sind sie zunehmend gezwungen, die von ihnen erbrachten Leistungen und deren Angemessenheit zu belegen.

Da Versorgungsangebote bzw. –dienstleistungen zudem zunehmend unter den Bedingungen des freien Wettbewerbs der Marktwirtschaft angeboten werden, konkurrieren Anbieter von Gesundheitsdienstleistungen nunmehr um den Kunden »Patient«. Die berufliche Pflege wird nicht umhin kommen sich in diesem Wettbewerb über die Qualität ihrer Leistungen und ein Handlungsprofil, das den Bedürfnissen der Nachfrager von Gesundheitsleistungen optimal entspricht, ebenfalls deutlich zu positionieren. Diese Positionierung muss nach außen – gegenüber den Patienten, Kostenträgern etc. – wie gleichermaßen nach innen – auf die übrigen Akteuren des Gesundheitswesens und die Verortung des eigenen Berufes in einem multiprofessionellen, interdisziplinär zusammenarbeitenden Team – gerichtet sein. Die Auswirkungen der Ökonomisierung erhöhen den Professionalisierungsdruck und die Professionalisierungschancen der Pflegenden erheblich. Sie bergen gleichzeitig aber auch die Gefahr gegenläufiger Dequalifizierungsprozesse, falls im Rahmen gesundheitspolitischer und -ökonomischer Lösungsansätze der verstärkte Einsatz von unqualifizierten bzw. gering qualifizierten Personen in Erwägung gezogen wird.

Die Krise(n) des Gesundheitswesens stellen somit für die berufliche Pflege nicht nur vielfältige Herausforderungen dar, sondern zugleich auch die historische Chance wie Notwendigkeit ihr spezifisches Profil und ihre Stellung innerhalb der Versorgungsdienstleistungen zu reflektieren, bei Bedarf neu zu ordnen und zu akzentuieren.

1.2 Zur historischen Entwicklung des Pflegeberufes – Lasten der Vergangenheit?

Wie dargelegt gewinnt die beruflich erbrachte Pflege in den letzten Jahren bei den nachgefragten Gesundheitsdienstleistungen merklich an Bedeutung.

Dies gilt gleichermaßen quantitativ wie qualitativ. Für die Frage, ob Pflegekräfte in der alltäglichen Praxis die veränderten Aufgaben und Anforderungen professionell wahrnehmen und gestalten (können), scheint es unerlässlich, sich kritisch-konstruktiv mit den Besonderheiten der Soziogenese des Pflegeberufes auseinandersetzen. Die Spezifika der historischen Entwicklung der beruflichen Pflege haben diese bis in die Gegenwart nachhaltig beeinflusst. Der nachfolgende Rückblick auf die in der Vergangenheit den Beruf prägenden Einflussgrößen ist somit ein weiterer Beitrag zum Verständnis und zur Erklärung des Problemhintergrundes beruflichen Handelns Pflegender. Für die Etablierung des Krankenpflegeberufes in seiner jetzigen Art ist dabei vor allem die Analyse der letzten 200 Jahre von Bedeutung, zu der im Weiteren vornehmlich auf die ausführlichen Arbeiten von Kruse (1995) und Bischoff (1997) zurückgegriffen wird.

Die Berufskonstruktion der Pflege wurde im 18. und 19. Jahrhundert stark von christlichen Werten beeinflusst. Zusätzlich prägte die Weiblichkeitsideologie des Bildungsbürgertums in entscheidendem Maße das öffentliche Bild sowie das Selbstverständnis der Krankenpflege. Die Ausführung der Krankenpflege galt als weibliche Liebestätigkeit, die keiner finanziellen Entlohnung bedurfte. Die im Rahmen gesellschaftlicher Zuschreibungen erfolgte – ideologisch mannigfaltig abgesicherte – Festlegung der Krankenpflege als sozial wertgeschätzte, aber nicht dem Erwerb dienende außerhäusliche Tätigkeit der bürgerlichen Frau und das Verständnis von Krankenpflege als in der Natur der Frau liegendes weibliches Arbeitsvermögen hatten – und haben auch heute noch – erhebliche Auswirkungen sowohl auf das berufliche Selbstverständnis der Pflegenden als auch auf Form und Inhalt der für notwendig gehaltenen beruflichen Pflege (vgl. auch Meifort 1999: 145). Wenn Krankenpflege aber in der Natur bzw. dem Wesen der Frau liegt, benötigt sie keine zusätzlichen berufsspezifischen Qualifikationen.

> Nicht fachliches Wissen, sondern charakterliche, vorberufliche Tugenden wie Selbstlosigkeit, Aufopferungsfähigkeit, die Fähigkeit, eigene Interessen und Bedürfnisse zurückstellen zu können, die Bereitschaft zur Unterordnung und Gehorsam galten als ausreichend für die Ausübung der Krankenpflege. Dazu kamen einige hauswirtschaftliche Fertigkeiten. Beides wurde in der weiblichen Erziehung gelernt, beides brachte jedes Mädchen mit. (Bischoff/Wanner 1993: 16)

1. Problemhintergrund und gesundheitswissenschaftliche Relevanz

Die arbeitsökonomische Verwertung außerhalb der beruflichen Bildung erworbener Qualifikationen hat sich in den Pflegeberufen bis in die heutige Zeit hinein erhalten und wird – zumindest bis zur Inkraftsetzung der Änderung des Krankenpflegegesetzes zum 01.01.2004 – durch die Ausbildungsregelungen inhärent begünstigt. Auch heute werden noch häufig vorberuflich erworbene Qualifikationen wohlfeil in die Ausbildung eingebracht (vgl. auch Robert-Bosch-Stiftung 2000: 225).

Impulse für eine organisierte Krankenpflegeausbildung kamen zuerst von einzelnen Vertretern der Kirche – an dieser Stelle sei insbesondere auf die Rolle von Fliedner und der von ihm gegründeten Kaiserswerther Lehranstalt verwiesen. Zumeist ging es jedoch in den ersten bildungspolitischen Überlegungen zu Fragen der beruflichen Erziehung und Sozialisation – eingebettet in die Tradition der christlichen Krankenpflege – noch „weniger um berufliche Fertigkeiten als um eine Schulung des Charakters, um die Bildung und Herausbildung der »weiblichen« Fähigkeiten" (Bischoff 1997: 86f.). Erst der sich im Verlauf jener Zeit rasant entwickelnde Fortschritt der Medizin und der damit verbundene zunehmende Bedarf der Ärzte an fachkundigem Hilfspersonal wurde zum ausschlaggebenden Beweggrund einer beginnenden gezielten und planvollen Qualifizierung der Pflegekräfte in Fertigkeiten der Krankenbeobachtung, Pflegetechniken und Ähnlichem. Die Integration medizinischer Inhalte erforderte zwar eine Ausweitung der bereits in Ansätzen bestehenden, bisher von Kirche und Bildungsbürgerschaft initiierten und für sinnvoll und ausreichend erachteten Ausbildung, berührte jedoch in keiner Weise die bisherige Charakteristik des Krankenpflegeberufes als unselbständige und dienende, nicht auf den Erwerb orientierte Tätigkeit. Die geschlechtsspezifische Arbeitsteilung im Krankenhaus entsprach dem bürgerlichen Familienmodell der Gesellschaft (Steppe 1993: 117).

Die Mediziner wollten weisungsgebundene Hilfskräfte, die ihren Anordnungen bedingungslos Folge leisteten. Für die berufliche Bildung der Pflegekräfte galt das Motto: so viel Fachwissen wie nötig, so wenig wie möglich. Der Unterricht wurde von Ärzten gehalten; eine spezielle pädagogische Qualifikation der Lehrkräfte nicht für nötig befunden. Um aus medizinischer Sicht den Nutzen der durch die Erteilung von Unterricht vorgenommenen Bildungsinvestitionen in die Pflege zu optimieren und den Bildungsaufwand möglichst gering zu halten, war der Verzicht auf eine breite Grundqualifikation und die frühzeitige Spezialisierung und Differenzierung in eine Vielzahl von Heilhilfsberufen nahe liegend (vgl. auch Meifort 1995: 228). Die Unzahl von Einzelberufen im Gesundheitswesen und ihre berufsständische Abschottung untereinander, die zur fehlenden horizontalen Durchlässigkeit beitragen, nehmen hier ihren Ausgang.

Die Initiative beruflicher Bildungsentscheidungen für die Krankenpflegeausbildung einerseits, für Fort- und Weiterbildungen andererseits, ging – rückblickend betrachtet – fast immer fremdbestimmt unter vorrangiger Beachtung der ureigenen Interessen von Kirche und Medizin statt. Solange die pflegerische Versorgung der Bevölkerung weitgehend sichergestellt war, bestand hierbei seitens des Staates kein begründetes Interesse und keine Notwendigkeit, mehr als unbedingt erforderlich in die Modalitäten beruflicher Qualifizierung in den Pflegeberufen einzugreifen. Die Entstehung, Entwicklung und die jetzige besondere Stellung und Art und Weise der beruflichen Bildung in den Pflegeberufen, sowie Merkmale und bestehende Restriktionen der daran anknüpfenden Berufstätigkeit sind somit bis in die Gegenwart hinein im Wesentlichen von »pflegefremden« Gruppen bestimmt und beeinflusst worden.

Zwar hat infolge der Säkularisierung aller Gesellschaftsbereiche der kirchlich-christliche Einfluss auf die berufliche Sozialisation in der Krankenpflege insgesamt nachgelassen. Dennoch ist er bis in die Gegenwart weiter spürbar. Viele Berufsverbände und Interessensorgane der Krankenpflege sowie viele Pflegeeinrichtungen bzw. Krankenhäuser sind konfessionell gebunden und vertreten ein auf christlicher Tradition beruhendes Pflegeverständnis. Ausbildungsstätten, die von Kirchen und Wohlfahrtsverbände betrieben werden, vermitteln neben den Inhalten der Ausbildung auch ihre Weltanschauung und ihre Berufsauffassung, der ein mehr oder weniger stark betontes Verständnis von Dienen und Selbstaufopferung zugrunde liegt. Die wesentlich an den Anforderungen einer »kurativen« Medizin[8] ausgerichtete und vorangetriebene Verberuflichung der Pflege wirkt sich ebenfalls bis in die Gegenwart nachhaltig auf das vorgehaltene Bildungsangebot zum Erwerb von Handlungsorientierungen und -kompetenzen aus. Der berufliche

---

[8] Die nimmt ihre Arbeit häufig noch auf der Grundlage des traditionellen Versorgungsparadigmas wahr. Provokant verkürzt lässt sich dieses mit den Schlagworten: paternalistisch-autoritär, pathogenetisch- und defizitorientiert beschreiben.

1. Problemhintergrund und gesundheitswissenschaftliche Relevanz

Einstieg in den Pflegeberuf bereitet die Schüler und Schülerinnen während der Ausbildung vornehmlich auf die kurativ ausgerichtete pflegerische Versorgung von Kranken im stationären Bereich vor.[9] In Relation zu dieser Gruppe nimmt indessen der Anteil an chronisch Kranken, Behinderten und altersbedingt Pflegebedürftigen ständig zu (s. oben). Die pflegerische Versorgung dieser Personenkreise verlagert sich immer stärker in den häuslichen Bereich und erfolgt mehrheitlich nicht in außerhäuslichen Institutionen. Bei den Patienten zu Hause findet das Pflegepersonal aber Arbeitsbedingungen und -anforderungen vor, die in keinerlei Weise mit denen im Krankenhaus zu vergleichen sind. Der soziale Wertewandel im Gesundheitswesen in Richtung »primary health«, der dringend erforderliche, wenn nicht sogar schon seit Jahren überfällige Paradigmenwechsel in der Versorgung von »cure« auf »care«, stellt das Pflegepersonal vor Aufgaben, auf die es aufgrund seiner bisherigen beruflichen Sozialisation nicht adäquat vorbereitet ist. Bis heute erfahren für »care« relevante Themen wie Gesundheitsberatung und -erziehung, Angehörigenschulung etc. in der Krankenpflegeausbildung nicht die Berücksichtigung, die auf Sicht zur Sicherstellung adäquater beruflicher Handlungsfähigkeit erforderlich wäre.

Pflegekräfte sehen sich in ihrem alltäglichen Handeln zunehmend mit den Widersprüchen der an sie gerichteten Erwartungen konfrontiert. Aber auch eigene Wünsche und Vorstellungen von beruflichem Handeln und der Profilierung und eigenständigen Gestaltung pflegegenuiner Aufgaben werden inzwischen verstärkt und mit Nachdruck laut artikuliert und diskutiert. Der Wunsch nach Professionalisierung kann in diesem Sinne auch als ein spätes und dringend notwendiges Emanzipationsbestreben der Pflege verstanden werden.

Steppe (1994) bringt die dringend erforderliche und schon lange überfällige Auseinandersetzung der Pflegenden mit sich selbst und ihren Tätigkeitsfeldern kurz und prägnant zum Ausdruck:

---

[9] Eine Reformierung der theoretischen und praktischen Ausbildung ist durch die zum 01.01.2004 in Kraft getretene Änderung des ‚Krankenpflegegesetzes' (2003) und der ‚Ausbildungs- und Prüfungsverordnung für die Berufe in der Krankenpflege' (2003) eingeleitet worden.

1. Problemhintergrund und gesundheitswissenschaftliche Relevanz

> Ansprüche und Inhalte der Pflege haben sich in den letzten Jahren fast unmerklich verändert, und die Pflegenden haben begonnen, sich mit neuen und geschlechtsunabhängigen inhaltlichen Werten auseinanderzusetzen und sich von den alten Normen zu lösen. Sie wollen an die Stelle von Selbstlosigkeit Selbstbewusstsein und eigenständige Fachkompetenz setzen, sie bieten den Medizinern Kooperation statt Gehorsam an. (ebenda: 51)

Die kritische Auseinandersetzung mit den historischen, dem Pflegeberuf seine spezifische Charakteristik gebenden »Altlasten« des Berufes einerseits und die Beschäftigung mit den sich als Krise(n) des Gesundheitswesens darstellenden Problemlagen andererseits fließen unmittelbar in die kontrovers und vielseitig geführten Professionalisierungsdebatten der Pflege ein. Dabei stellt sich im Rahmen der vertiefenden Auseinandersetzung mit der Gesamtproblematik die weiterführende Frage, wie das Thema Professionalisierung der beruflichen Pflege bisher in der wissenschaftlichen Forschung Berücksichtigung erfahren hat.

1.3 Professionelles Pflegehandeln als wenig beachteter Gegenstand wissenschaftlicher Forschung

In der Bundesrepublik Deutschland finden sich Anfänge des wissenschaftlichen Diskurses zu Fragen der Professionalisierung, Professionalisierungsbedürftigkeit wie Professionalisierbarkeit der Pflege in den 70er Jahren des 20. Jahrhunderts.[10] Es sind vorerst vereinzelte Analysen, die sich in diesem Zusammenhang dezidiert mit der beruflichen Pflege auseinandersetzen.

Sprondel (1972) beschreibt den Krankenpflegeberuf zu diesem Zeitpunkt in einer Phase der Umstrukturierung und Neuinterpretation, in dem „die

---

[10] International ist der Themenkomplex »Professionalisierung der Pflege« bereits seit Jahren in beachtlichem Ausmaß Gegenstand der Forschung und des wissenschaftlichen Diskurses. Die Einbeziehung dort gewonnener Erkenntnisse und Ergebnisse könnte somit eine wertvolle Bereicherung für eine Studie wie diese darstellen. Unter Berücksichtigung des formal begrenzten Rahmens dieser Qualifikationsarbeit, sowie der – Für und Wider abwägenden – Entscheidung zugunsten einer vertieften Auseinandersetzung mit der spezifischen Situation der Professionalisierungsbestrebungen der Pflege in der Bundesrepublik Deutschland, ist hiervon im Weiteren begründet Abstand genommen worden.

1. Problemhintergrund und gesundheitswissenschaftliche Relevanz

Krankenschwestern nunmehr zu versuchen [scheinen], eine Berufsdeutung zu etablieren, die sich in erster Linie am Strukturmodell der ‚Professionen' orientiert" (ebenda: 18). Ausgehend von den in diesem Zusammenhang von den Pflegenden angeführten Argumenten, räumt Sprondel der Krankenpflege zwar eine prinzipielle Kompetenz zur Verwaltung eines eigenen Funktionsbereiches ein. Im Zusammenhang der Professionalisierung sei es aber die Frage, ob es sich bei der Krankenpflege um ein eigenständiges Funktionsfeld handele, für das auf Kompetenz gegründete Autonomie beansprucht werden könne. Aufgrund fehlender Vorbildung beurteilt er die Möglichkeit der Professionalisierung für Pflegende ohnehin für ausgeschlossen. Beck-Gernsheim (1976) verweist darauf, dass Berufe wie z.B. die Pflege aufgrund des inhärenten »weiblichen Arbeitsvermögens« auf einem geschlechtsspezifischen Arbeitsmarkt benachteiligt werden und berufliche Unterprivilegierung erfahren. In einer späteren Arbeit und als Ergebnis ihrer qualitativen Untersuchung des Alltags in der Krankenpflege resümieren Ostner/Beck-Gernsheim (1979), dass insbesondere die Nähe des Berufes zur Hausarbeit einer Professionalisierung im Wege stehe. Basierend auf den Ergebnissen einer Untersuchung von Krankenpflegeschülern und -schülerinnen, in denen nach der Verwirklichung einzelner Professionalisierungskriterien für den Pflegeberuf gefragt wird, registriert Hampel (1983) dagegen für die Pflege zumindest in einzelnen Bereichen einen starken Trend zur Professionalisierung. Seine Schlussfolgerung beruht auf der Erfüllung einzelner Professionskriterien wie u.a. einem hohen Prestige des Berufes in der Bevölkerung. Für den Krankenpflegeberuf sieht er dieses Kriterium beispielsweise als gegeben an.

Aus ihrem tendenziellen Schattendasein gelangt die Professionalisierungsdebatte in der Pflege erst mit Beginn der 90er Jahre. In der Bundesrepublik Deutschland beginnt Pflege sich nun – gegenüber den angloamerikanischen Ländern zeitlich verzögert – schrittweise als eigene Wissenschaft zu etablieren. Zeitgleich setzt ein in den letzten zehn Jahren rasant fortschreitender Akademisierungsprozess in der Pflege ein. Die Professionalisierungsdebatte in der Pflege ist durch diese Entwicklung nachhaltig belebt worden. und erhält durch die Betrachtung aus der in die Forschung einfließenden pflegewissenschaftlichen Perspektive eine neue Richtung und neue Qualität.

1. Problemhintergrund und gesundheitswissenschaftliche Relevanz

Es lassen sich zwei Hauptstränge ausmachen, unter denen in der Pflegeforschung Fragen zum Themenkomplex der Professionalisierung vorrangig bearbeitet werden. Dabei wird in der Regel als Anhalt auf die soziologische Professionstheorie zurückgegriffen. In Anlehnung an die Perspektive der »klassischen« Professionssoziologie der 70er/80er Jahre werden äußere, formale Aspekte analysiert: es geht um den sozialen Status des Pflegeberufes bzw. dessen Angehörigen und die Institutionalisierung des Pflegeberufes als Profession. Der andere, zweite Fokus greift die in den 80er Jahren in der Professionssoziologie wachsende Kritik der zu hohen Gewichtung äußerlicher Kriterien bei gleichzeitig fehlender Berücksichtigung der Eigenschaften professionellen Handlungsvollzugs in der Praxis auf. Entsprechend rückt das Handeln Pflegender in den Mittelpunkt des Forschungsinteresses.

Die auf »formal-äußerliche« Kriterien orientierte Professionalisierungsdebatte vernachlässigt die Perspektive auf die Pflegebedürftigen als Empfänger bzw. Zielgruppe pflegerischen Handelns. Pflege ist hier vordringlich mit sich selbst und der Frage nach ihrer gesellschaftlichen Positionierung innerhalb der Gruppe der Berufe des Gesundheitswesens beschäftigt. Das Primat dieser Forschungsperspektive innerhalb der Professionalisierungsdebatte erklärt sich möglicherweise durch die mit der Akademisierung aufgeworfene Verunsicherung zur zukünftigen sozialen und beruflichen Positionierung der Absolventen der neu eingerichteten Pflege-Studiengänge und den Aufgabenfeldern und Beschäftigungschancen, die ihnen im Gesundheitswesen ermöglicht werden. Dies würde verständlich machen, warum gerade in den ersten Jahren einsetzender Pflegeforschung quantitativ kleine, elitäre Teilgruppen wie Pflegepädagogen, Pflegemanager und Pflegewissenschaftler relativ häufig Gegenstand der Untersuchungen gewesen sind (vgl. u.a. Bals 1990, 1994; Bischoff/Botschafter 1993; Albert 2000). Andere Untersuchungen, wie die von Kellnhauser (1994), greifen einzelne formale Charakteristika klassischer Professionen, hier z.B. das Merkmal der Selbstverwaltung – für die Pflege konkretisiert durch die optionale Einrichtung von Krankenpflegekammern – heraus und untersuchen deren potentiellen Beitrag für die Professionalisierungsbestrebungen in der Krankenpflege.

Empirische Untersuchungen zum Handlungsaspekt professioneller Pflege sind in der pflegewissenschaftlichen Literatur bisher nur marginal. Dennoch lässt sich gerade in den letzten zehn Jahren – analog der einstigen Ent-

1. Problemhintergrund und gesundheitswissenschaftliche Relevanz

wicklung in der soziologischen Professionsforschung – eine vorsichtige Verschiebung der Professionalisierungsdebatte in Richtung einer sich verstärkenden Auseinandersetzung mit internen, inhaltlichen statt mit formalen, äußerlichen Aspekten beobachten. Vornehmlich rekurrieren Untersuchungen auf instrumentelle Teilaspekte, die einen Beitrag zur Professionalisierung pflegerischen Handelns zu leisten versprechen – so z.B. die Zweckdienlichkeit von Pflegestandards, der Pflegedokumentation oder der Pflegevisite am Patientenbett (vgl. exemplarisch DNQP 2006; Mahler u.a. 2003; Görres u.a. 2002).

Die alltägliche Arbeit der Pflegepraktiker, die zahlenmäßig größte Gruppe fachlich Pflegender und zugleich auch diejenigen, die in Bezug auf die Pflegeempfänger in vorderster Front bei der Erbringung von Pflegedienstleistungen stehen, führt dagegen – wie in der Einleitung bereits kritisch vermerkt und auf den ersten Blick vielleicht vorerst auch nur wenig nachvollziehbar – in empirischen Studien zum professionellen Handeln eher ein Schattendasein. Die Frage, ob professionelle Pflege im Alltag tatsächlich realisiert wird, findet im Rahmen empirisch-wissenschaftlicher Forschung bisher wenig Beachtung. Ausnahmen stellen in diesem Rahmen die richtungweisende Arbeit von Weidner (2004) und die 2004 veröffentlichte Dissertation von Veit dar: Weidner beschäftigt sich unter Bezugnahme auf Oevermanns »Strukturlogik professionalisierten Handelns« mit den Voraussetzungen und Perspektiven des beruflichen Handelns in der Krankenpflege. Die Ergebnisse seiner 1995 erstmals veröffentlichten Untersuchung von Krankenpflegekräften im stationären Bereich, die zugleich einen besonderen Fokus auf das Thema Gesundheitsförderung legt, kommt zu dem Ergebnis, dass Pflege grundsätzlich professionalisierbar ist, professionelles Handeln aber im Pflegealltag eher noch die Ausnahme darstellt. Veit (2004) greift in ihrer Forschungsarbeit ebenfalls das Thema professionelles Pflegehandeln auf. Sie untersucht die Fragestellung, indem sie Patienten interviewt. Über deren Äußerungen schließt sie – ebenfalls unter Rückgriff auf Oevermanns professionstheoretische Überlegungen – auf die Qualität bzw. Professionalität pflegerischen Handelns. Die Erhebung der Daten, auf die Weidner sich in seiner Untersuchung bezogen hat, ist inzwischen über 10 Jahre her. In der Pflegewissenschaft wie in der Pflegepraxis haben seitdem weitere weitgehende Veränderungen stattgefunden. Die Krise(n) des Gesundheitssystems haben sich im Erleben und Bewusstsein aller Beteiligten zugespitzt. Der Begriff der professionellen Pflege hat als Erwartungs- und Anspruchshaltung in den Handlungsalltag der Pflegepraktiker offenkundigen Einzug gefunden. Noch immer führt im Rahmen von Professionalisierungsdebatten der Arbeitssektor der direkten Pflege – also die alltägliche Pflegepraxis der meisten beruflich Pflegenden[11], die in der Regel derzeit keine pflegewissenschaftliche Aus-, Fort- oder Weiterbildung haben – ein Nischendasein. Beruflich Pflegende im ambulanten Versorgungssektor erfahren in den von mir gesichteten Studien überhaupt keine Berücksichtigung. Angesichts der vielfältigen Herausforderungen, denen (professionell) Pflegende gegenüberstehen und der tendenziell mangelnden Aufmerksamkeit, die ihr praktisches Handeln von der Pflegewissenschaft erfährt, begründen sich der Wunsch und der Bedarf, mit dieser Arbeit zur Schließung der festgestellten Lücke beizutragen.

---

[11] Oder sollte man an dieser Stelle bereits von »professionell« Pflegenden sprechen, da diese Selbstbeschreibung von den Pflegenden im Alltagssprachgebrauch – insbesondere in Abgrenzung zur Laienpflege – Verwendung findet?

2 Pflege: Beruf oder Profession? – zum bisherigen Hauptaugenmerk der »klassischen« professionssoziologischen Betrachtungen

Im Rahmen einer wissenschaftlich-theoretischen Annäherung an die im allgemeinen Sprachgebrauch sehr diffus verwendeten Begriffe von Profession und Professionalisierung werden im Folgenden einzelne Definitionsversuche und professionstheoretische Implikationen vorgestellt. Die Blütezeit der wissenschaftlichen Auseinandersetzung deutscher Soziologen mit den Themen Beruf, Profession und Professionalisierung liegt in den 1970er/1980er Jahren. Das diesbezügliche wissenschaftliche Interesse der deutschen Berufssoziologie wird einerseits angeregt durch den in den 1950er/1960er Jahren vorgegangenen entsprechenden wissenschaftlichen Diskurs im angloamerikanischen Raum (ausführlich hierzu u.a. Hesse 1972). Andererseits ist es wesentlich den gesellschaftlichen – hier insbesondere dem Einfluss von Wissenschaft und Wirtschaft zuzuschreibenden – Veränderungsprozessen dieser Zeit geschuldet. Das Hauptaugenmerk der heute auch als »klassische« professionssoziologische Betrachtungen bezeichneten Arbeiten (vgl. Weidner 2004: 46) richtete sich vorzugsweise auf formale, von außen angelegte Indikatoren, die als Inklusions- bzw. Exklusionskriterien eine relativ einfache Allokation der betrachteten Berufe in die Kategorie Profession ermöglichen sollten. Werden die vorab definierten Professionsattribute von einem Beruf nicht erfüllt, ist es per definitionem auch keine.

Der Fokus der klassischen professionstheoretischen Betrachtungen liegt auf Berufen und Professionen im Allgemeinen.[12] Da der Beruf einen wichtigen Grundbegriff in den professionstheoretischen Arbeiten der klassischen Berufssoziologie darstellt, wird er nachstehend kurz geklärt. Auf Grundlage dieser allgemeinen Begriffsbestimmung wird anschließend ein Blick auf die spezifische Konstellation der beruflichen Pflege geworfen, bevor in Kap. 2.2

---

[12] Pflege im Besonderen findet in einzelnen Untersuchungen (s. insb. Kap. 2.1) auch Beachtung, steht aber eher am Rande des wissenschaftlichen Interesses.

2. Pflege: Beruf oder Profession?

explizit auf einige bedeutende theoretische Implikationen zu den Begrifflichkeiten Profession und Professionalisierung eingegangen wird.

2.1 Zum Berufsbegriff, oder: Ist Pflege ein Beruf?

Das in der Bundesrepublik Deutschland gegenwärtig vorherrschende Prinzip der Beruflichkeit von Arbeit hat sich im letzten Jahrhundert endgültig durchgesetzt. Im sozio-historischen Kontext der letzten Jahrzehnte ist die Berufskonstruktion dabei primär als eine Antwort auf wirtschaftliche Erfordernisse einer sich rasant entwickelnden Industrie zu verstehen.[13] Eine im wissenschaftlichen Diskurs häufig verwendete Begriffsdefinition, in der die Komplexität des Berufes zum Ausdruck kommt, stammt von Beck/Brater/Daheim. Sie definieren Berufe:

> als *relativ tätigkeitsunabhängige, gleichwohl tätigkeitsbezogene Zusammensetzungen und Abgrenzungen von spezialisierten, standardisierten und institutionell fixierten Mustern von Arbeitskraft*, die u.a. als Ware am Arbeitsmarkt gehandelt und gegen Bezahlung in fremdbestimmten, kooperativ-betrieblich organisierten Arbeits- und Produktionszusammenhängen eingesetzt werden. (1980:20)

Der Beruf ist damit im doppelten Sinne von wirtschaftlichen Erwägungen determiniert: Berufsförmige Erwerbsarbeit zielt für das Subjekt auf die Sicherung der Lebensexistenz; der Arbeitgeber erhält im Austausch ein zuverlässiges Bündel an fachlichen Fähigkeiten und Fertigkeiten, das nutzbringend für die Produktion eingesetzt werden kann. Hesse merkt in diesem Zusammenhang kritisch an, „daß die Institution Beruf vorrangig als ein Instrument zur Durchsetzung wirtschaftspolitischer Ziele [...] benutzt wird" (1972: 98), die Sicherung individueller Handlungschancen in dem Prozess der Berufskonstruktion aber kaum Beachtung findet (ebenda: 98f.).[14] Um

---

[13] Der Beruf hat in Deutschland eine wesentlich längere Tradition. Die Leitidee des Berufes hat sich dabei in der Vergangenheit mehrfach verändert. Zur Geschichte des Berufes und der Berufskonstruktion, insbesondere in den letzten 150 Jahren, siehe u.a. Greinert (1998), Hesse (1972).

[14] Die Bedeutungen, die der Beruf für die personale und soziale Identität des Individuums, für soziale Zuschreibungen durch und Teilhabechancen in der Gesellschaft etc.

2. Pflege: Beruf oder Profession?

die Erlaubnis zur Ausübung einer Berufstätigkeit zu bekommen, muss zuvor eine systematische fachliche Ausbildung durchlaufen werden, in der die spezialisierten und standardisierten Kenntnisse, Fähigkeiten und Fertigkeiten vermittelt werden. Die Ausbildung schließt mit einer Prüfung ab. Im Berufsbild werden die jeweiligen berufsspezifischen Muster von Arbeitskraft institutionalisiert. Berufsarbeit ist Facharbeit. Die jeweiligen Tätigkeiten können zu anderen Berufen und anderen Arbeitsformen (z.b. ungelernte Arbeit, Hausarbeit) abgegrenzt werden. Teilweise sind für einzelne Berufe (z.b. Hebamme, Elektriker, Fleischer) zudem so genannte Vorbehaltsaufgaben, also Aufgaben, die ausschließlich durch die Berufsinhaber ausgeführt werden dürfen, definiert.

Die Beruflichkeit der Pflege wird – wie in kurzen Auszügen gezeigt werden soll – durch berufs- und bildungspolitische Sonderwege erschwert:

> Während Ende des 19. Jahrhunderts viele andere Gewerbe, Handwerke, wissenschaftliche Berufe, auch die ärztliche Tätigkeit den Prozess der Berufskonstruktion mit eingeleitet und -getragen haben, um mehr Sicherheit, mehr Entschädigungschance, vor allem auch um mehr ‚berufliche Autonomie' und damit verbunden eine größere Konfliktfähigkeit für sich durchzusetzen, fehlt der Pflege […]. (Ostner/Krutwa-Schott 1981: 63)

die gleichzeitige und uneingeschränkte Teilhabe an dieser Entwicklung. Die Abkopplung der Pflege von dem für das Gros der sonstigen Erwerbsarbeit stattfindenden Prozess der Berufskonstruktion zeigt Auswirkungen bis in die Gegenwart. Im Gegensatz zu den Berufsausbildungen, die innerhalb des öffentlichen Berufsbildungssystems durchgeführt werden, wird bei den an »Schulen des Gesundheitswesens« stattfindenden Berufsausbildungen ein struktureller, organisatorischer und inhaltlicher Sonderweg eingeschlagen (vgl. auch Bals 1997: 22). Darüber hinaus erfahren die Pflegeberufe – in Hinblick auf die bereits skizzierten Merkmale eines Berufes – eine zusätzliche Ausweitung ihrer Sonderstellung, da es für die Pflegeberufe kein definierendes bzw. tätigkeitsabgrenzendes Berufsbild gibt. Gewöhnlich fehlt anderen Ausbildungsberufen diese Berufsbildbeschreibung nicht. Sie wird in der

---

hat, erfahren in der hier vorgestellten – industriesoziologisch geprägten – Berufsdefinition von Beck/Brater/Daheim noch keine explizite Berücksichtigung, sind aber innerhalb der Berufssoziologie in den 1970er/1980er Jahren verstärkt aufgegriffen worden.

Regel unmissverständlich in der Ausbildungsordnung formuliert bzw. zum Ausdruck gemacht. Das im seit dem 01.01.2004 gültigen Krankenpflegegesetz (KrPflG) (2003) rechtlich fixierte Ausbildungsziel gibt zwar Mindestanforderungen an die Ausbildung wieder. Aber der hohe Interpretationsspielraum, den die sehr offen gefasste Formulierung dieses Ausbildungsziels eröffnet, wird auch in der weiteren Deskription und Präzisierung der Ausbildungsinhalte in der ‚Ausbildungs- und Prüfungsverordnung für die Berufe in der Krankenpflege' (KrPflAPrV) (2003) nicht ausgeräumt.[15] Einer eindeutigen Berufsbilddefinition wird auf dieser Weise nicht genüge getan.

Das fehlende Berufsbild zeigt Auswirkungen auf die Einstellung der Gesellschaft zum Pflegeberuf und auf das berufliche Selbstverständnis der Pflegenden: Aufgrund mangelnder Berufsschneidung und fehlender Aufgabenvorbehalte darf zum einen jede Person – also auch ohne jegliche Fachqualifikation – den Pflegeberuf ausüben.[16] Nur die Führung der Berufsbezeichnung ist an eine erfolgreich absolvierte Pflegeausbildung gebunden und erlaubnispflichtig. Zum anderen bleibt durch das fehlende Berufsbild auch bei den Beschäftigten mit abgeschlossener Berufsausbildung Verunsicherung über Art, Umfang und Grenzen der eigenen Berufstätigkeit bestehen. Die Verunsicherung erfährt durch den hohen Anteil ungelernter Arbeitskräfte im Berufsfeld »Pflege« eine zusätzliche Verstärkung. Diese schon in der Grund- bzw. Erstausbildung erfahrene verminderte berufs- und gesellschaftspolitische Wertschätzung der Beruflichkeit von Pflege hat Auswirkungen auf das spätere berufliche Selbstverständnis sowie die Entfaltung beruflicher Autonomie und Handlungskompetenz.

Aus der sich im sozio-historischen Kontext erklärenden (s. Kap. 1.2) und vom üblichen Prozess abweichenden Konstruktion von Pflege als Beruf, resultieren Einschränkungen in der beruflichen Selbstbestimmtheit und Eigenständigkeit. Probleme der Berufskonstruktion liegen aber auch in der fehlenden Abgrenzbarkeit originär pflegerischer Berufsaufgaben zu gesellschaftlich in großem Ausmaß vorhandenen und verfügbaren »nicht-beruf-

---

[15] Paradoxerweise weisen dabei die Ausbildungsziele der beiden bildungs- wie berufspolitisch als Einzelberufe geltenden Berufe der »Gesundheits- und Krankenpflege« bzw. »Gesundheits- und Kinderkrankenpflege« einen identischen Wortlaut auf.

[16] Wer in der Pflege Tätige hat sich nicht schon im Alltag mit der unreflektierten Bemerkung konfrontiert gesehen: „Pflegen, das kann doch jeder!"?

lichen« Fähigkeiten und Fertigkeiten. Geht Beck-Gernsheim (1976) in ihren empirischen Untersuchungen zuerst noch davon aus, dass das mit Pflegearbeit implizit in Verbindung gesetzte weibliche Arbeitsvermögen ein wesentliches Hindernis für die Verberuflichung der Pflege ist, revidiert und modifiziert sie zu einem späteren Zeitpunkt und auf der Basis weiterer Untersuchungen diese Aussage. Nicht dem originären weiblichen Arbeitsvermögen schulde die Pflege die Schwierigkeiten, sich als ein Beruf zu konstruieren, sondern ein wesentliches Problem bzw. eine Erschwernis der Verberuflichung liege in der Hausarbeitsnähe pflegerischer Tätigkeiten, in ihrer Komplexität und Diffusität (Ostner/Beck-Gernsheim 1979).

Die mit der erforderlichen Qualifizierung durch Aus-, Fort- und Weiterbildung angestrebte und unterstellte Beruflichkeit auf der Basis der gleichzeitigen und gleichberechtigten Grundelemente „berufliche Tüchtigkeit" und „berufliche Mündigkeit" (Arnold/Lipsmeier 1995: 15) wird aus berufssoziologischer Perspektive angesichts der hier geschilderten – die Gesamtproblematik nur exemplarisch erfassenden – Sachverhalte zwar in mancher Hinsicht für die Pflegeberufe in Frage gestellt. Dennoch lässt sich auf der anderen Seite allerdings auch festhalten, dass – mit Ausnahme des Abgrenzungsaspektes – die Pflegeberufe die von Beck/Brater/Daheim aufgestellte Berufsdefinition in vielerlei Hinsicht erfüllen: Über den Nachweis der Erlaubnis zur Führung der Berufsbezeichnung wird Pflege als staatlich anerkannter Beruf in der beschriebenen Art – als institutionell fixiertes Muster von Arbeitskraft – als Ware am Arbeitsmarkt gehandelt. Über die soziale Tatsache des Berufes vermittelt, eröffnen sich den Pflegekräften als Inhaber der Berufsrolle spezifische Teilhabe- und Handlungschancen in der Gesellschaft.

2.2 Profession und Professionalisierung

2.2.1 Theoretische Konzepte der deutschen Professionssoziologie

Ist die theoretisch-analytische Abgrenzung von Beruf und Profession zu von Laien durchgeführter (Erwerbs-)arbeit anhand des Nachweises formaler Qualifikationen ohne Schwierigkeit möglich, erweist sich die Unterscheidung zwischen Beruf und Profession dagegen als problematisch – ungeach-

2. Pflege: Beruf oder Profession?

tet dessen, dass „eine Profession als eine Sonderform beruflichen Handelns bezeichnet werden kann" (Heffels 2002: 43). So erlaubt zwar bspw. das Lexikon zur Soziologie eine erste begriffliche Annäherung an den Professionsbegriff, beantwortet dabei aber nicht die sich dieser Arbeit aufdrängenden Frage der Abgrenzbarkeit von Beruf und Profession. Profession wird hier definiert als:

> ein für die Gesellschaft relevanter Dienstleistungsberuf mit hohem Prestige und Einkommen, der hochgradig spezialisiertes und systematisiertes, nur im Laufe langer Ausbildung erwerbbares technisches und/oder institutionelles Wissen relativ autonom und kollektivitätsorientiert anwendet. (Fuchs-Heinritz 1994: 521)

Entscheidender Auslöser der sich im letzten Jahrhundert auf internationaler Ebene entwickelnden professionstheoretischen Diskussionen ist der sich vollziehende Wandel der Berufe in der modernen Gesellschaft. Infolge der Entwicklung der Gesellschaft entstehen neue, hoch qualifizierte berufliche Tätigkeiten, für die eine sehr lange, zunehmend auch wissenschaftliche Ausbildung notwendig ist. Mit der Veränderung des Aufgabenspektrums und des Qualifikationsprofils wächst die Forderung dieser Berufe nach gleichem gesellschaftlichem Prestige und beruflicher Selbstbestimmung, wie es zu diesem Zeitpunkt ausschließlich den klassischen Professionen wie Ärzten, Juristen und Theologen vorbehalten ist. Die durch diese gesellschaftliche Entwicklung in Gang gesetzten professionstheoretischen Auseinandersetzungen nehmen in den 30er/40er Jahren des 20. Jahrhunderts in England und den USA ihren Ausgang. Die hier insbesondere durch Carr-Saunders/Wilson (1933) und Parsons (1939) (vgl. Hesse 1972; Weidner 2004; Albert 2000) entwickelten Professionalisierungskonzepte haben in dem wissenschaftlichen Diskurs, der in Deutschland zeitlich verzögert in den 1960er Jahren einsetzte, vorerst eine „relativ kritiklose Rezeption" (Veit 2004: 10) erfahren. Die 1970er/1980er Jahre bilden den Höhepunkt des professionstheoretischen Diskurses in Deutschland. Der klassische Begriff der Professionalisierung ist dabei insbesondere durch die Arbeiten von Hesse (1972) und Hartmann (1972), die im Folgenden exemplarisch aufgegriffen werden, in die Diskussionen der deutschsprachigen Berufssoziologie eingeführt und

2. Pflege: Beruf oder Profession?

weiterentwickelt worden.[17] Eine der zentralen Fragestellungen der Professionalisierung ist, wie und auf welche Weise sich Berufe zur Profession weiterentwickeln.

Im Rahmen merkmalsorientierter Ansätze wird dabei das Augenmerk darauf gelegt, welche Merkmale einer Profession ein bestimmter Beruf inzwischen erfüllt, und welchen Merkmalen dieser Beruf nicht bzw. noch nicht genügt. Das Hauptaugenmerk der Berufs- und Professionssoziologie richtet sich hierbei auf die Bestimmung bzw. Festlegung von formalen äußerlichen Professionsattributen und den Diskurs, ob neben den traditionellen – zugleich den Idealtypus einer Profession repräsentierenden – Berufen des Arztes, des Juristen und des Theologen auch andere Berufe den Status einer Profession aufzuweisen vermögen. Bei der Betrachtung der einzelnen Berufe gelangen die jeweils definierten Professionsattribute quasi als Check-Liste, an der gemessen wird, ob bzw. in welchem Ausmaß Berufe die Merkmale einer Profession erfüllen, zum Einsatz. Hesse (1972) untersucht im Rahmen einer umfangreichen Literaturanalyse die im angelsächsischen Raum vorliegenden Konzepte von »Professionalization« und versucht die diesbezüglichen internationalen Erkenntnisse auf deutsche Verhältnisse zu übertragen. Dabei stellt er u.a. einerseits die Uneinheitlichkeit der verwendeten Professionsmerkmale fest, findet aber auch in mehr oder weniger allen analysierten Konzepten wiederkehrende Übereinstimmungen.[18] Es gibt danach Berufe, die grundsätzlich nicht zu den Professionen gezählt werden. Per se sind dies die Berufe des primären Sektors, die große Masse der kaufmännischen und der Handwerksberufe und die breite Skala der Lohnempfänger (Hesse 1972: 50). Bei den

---

[17] Eine ausführliche Darstellung und Zusammenfassung der unterschiedlichen professionstheoretischen Ansätze und Konzepte findet sich in der Dissertation von Albert (2000: 25-45).

[18] Auf die Vielzahl der unterschiedlichen Professionsmerkmale soll im Zusammenhang dieser Arbeit nicht ausführlich eingegangen werden. Die in der Literaturanalyse gefundenen, in den einzelnen untersuchten Arbeiten uneinheitlich definierten Merkmale von Professionen finden sich bei Hesse (1972: 46-48 u. 64-66) übersichtlich und detailliert in zwei tabellarischen Gegenüberstellungen zusammengestellt.

noch verbleibenden Berufen aber ist die Wahrscheinlichkeit, daß einer von ihnen zu den „professions" gehört oder ihnen doch irgendwie nahe kommt, um so größer, je mehr von den folgenden Charakteristiken er aufweist:
1. daß die Berufsangehörigen in einem eigenen Berufsverband mit möglichst weitgehender Selbstverwaltung, insbesondere mit eigener Disziplinargewalt, und mit möglichst weitgehendem Einfluß auf die Berufszulassung organisiert sind;
2. daß die Berufsangehörigen in ihrem beruflichen Umgang mit anderen an bestimmte Verhaltensregeln gebunden sind;
3. daß die Berufsausübung auf theoretisch fundierter, möglichst langdauernder Spezialausbildung beruht. (Hesse 1972:50)

Unter der professionstheoretischen Annahme merkmalsorientierter Ansätze, dass Attribute festzumachen sind, die eine Profession kennzeichnen, zielen Professionalisierungsbemühungen darauf hin, „jene Merkmale in das Erscheinungsbild eines bestimmten Berufes zu integrieren" (Hesse 1972: 55). In Abhängigkeit des Ausmaßes, in dem Berufe spezifische Professionsmerkmale erreichen, erfolgt dann eine dichotomisierende Einteilung der Berufe in Profession oder Nicht-Profession. Für eine differenziertere Beurteilung finden zum Teil ergänzende analytische Kategorien wie beispielsweise der Begriff der Semiprofession Anwendung (vgl. u.a. Hesse 1972; Albert 2000; Veit 2004).

In Abgrenzung zu den merkmalsorientierten Ansätzen betont Hartmann (1972) stärker den dynamischen Charakter des Professionalisierungsprozesses. Er geht in seiner Analyse nicht nur von den Begriffen Beruf und Profession aus, sondern erweitert die Arbeiten von Hesse und Daheim (1970) durch das Hinzufügen der Kategorie der Arbeit (Hartmann 1972: 36f.). Die drei Begrifflichkeiten verortet er auf einer hierarchisch angelegten „prozesshaften Entwicklungslinie von ‚Arbeit-Beruf-Profession'" (Albert 2000: 28). In Abhängigkeit des graduellen Ausmaßes der Systematisierung des Wissens und der Art der gesellschaftlichen Orientierung ist Beruf für Hartmann (1972: 36f.) dabei eine besondere Art der Arbeit, Profession wiederum eine besondere Art von Beruf. Dies erklärt sich folgendermaßen:

Nach Hartmann können über die Erfassung der beiden Dimensionen Wissen und soziale Orientierung mittels der Ausprägungsgrade Systematisierung bzw. Vergesellschaftung „konkrete Tätigkeiten gleichermaßen auf ihre funktionale und soziale Seite hin" (1972: 39) betrachtet und auf einem

2. Pflege: Beruf oder Profession?

Kontinuum eingeordnet werden. In seinem Ansatz werden auf diese Weise Prozesse der »Verberuflichung« bzw. »Professionalisierung« deutlich gemacht. Nach Hartmann trägt die Verberuflichung – also die Entwicklung von der Arbeit zum Beruf – auf der funktionalen Ebene, der Wissensdimension, einen „technischen Charakter" (Hartmann 1972: 41). Die Ausbildung von Wissenszusammenhängen besteht hier „in der Kombinierung vereinzelter Wissensstoffe" und steht „unter dem Vorzeichen von Zweck/Mittel-Überlegungen" (ebenda: 41). Die soziale Orientierung weitet sich bei der Verberuflichung aus. Die originär das Wesen von Arbeit charakterisierende Dominanz individueller Bedürfnisbefriedigung verliert bei den Mitgliedern des Berufes an Bedeutung. Es kommt zu einer zunehmenden Ausrichtung auf das Wirtschaftssystem.

Professionalisierung stellt gegenüber der Verberuflichung einen fortgeschrittenen Prozess dar. Die beim Beruf vornehmlich auf Effizienz abzielende Systematisierung des Wissens wird im Rahmen von Professionalisierungsprozessen um das bestimmende Element der theoretischen Erklärung in Richtung Verwissenschaftlichung vorangetrieben (Hartmann 1972: 41). Im Bereich der von Hartmann analytisch verwendeten Dimensionsebene der sozialen Orientierung zeichnet sich Professionalisierung durch die Herausbildung einer kollektivitätsorientierten, sozialen Dienstgesinnung aus.

Der prozessuale Ansatz von Hartmann betont gegenüber anderen Arbeiten in der deutschsprachigen Berufs- und Professionssoziologie verstärkt auch die soziale Dimension von Professionen, bzw. von Professionalisierung. Durch die Verwendung eines Kontinuums wird – gegenüber den bereits aufgezeigten Schwierigkeiten rein merkmalsorientierter Ansätze – eine differenziertere Beurteilung bzw. Verortung einzelner Berufe hinsichtlich des Grades ihrer Professionalisierung erleichtert. Mit der Betonung, dass Verberuflichungs- und Professionalisierungsprozesse nicht ausschließlich in eine Richtung fortschreiten, sondern immer auch in die Gegenrichtung verlaufen können – Hartmann (1972: 42f.) spricht in diesem Zusammenhang von Deprofessionalisierung –, erfährt die professionstheoretische Diskussion der 1970er/1980er Jahre eine bedeutsame Erweiterung.

2.2.2 Pflege auf dem Weg zur Profession?

Wie alle Berufe lässt sich auch der Pflegeberuf unter merkmalsorientierten Gesichtspunkten auf den Grad seiner Professionalisierung bzw. Professionalisierbarkeit untersuchen. Der von Sprondel geäußerte Einwand, allein aufgrund der fehlenden Vorbildung der Aspiranten für einen Pflegeberuf sei Pflege nicht professionalisierbar (1972: 24), kann heute in Anbetracht eines – sich in den entsprechenden Schulabschlüssen widerspiegelnden – steigenden Bildungsniveaus der Krankenpflegeschüler-/innen nicht mehr ohne weiteres aufrechterhalten werden. Gemessen am Bildungsabschluss weisen ca. 50% der Auszubildenden propädeutische Qualifikationen vor (vgl. u.a. MAGS-NRW 2006).

Darüber hinaus kann die seit den 1990er Jahren einsetzende Akademisierung der Pflege als ein wichtiger Schritt auf dem mühsamen Weg der Professionalisierung verstanden werden. Schaeffer (1994: 115) gibt jedoch zu bedenken, dass eine bloße Akademisierung – ohne gleichzeitige Verwissenschaftlichung und damit einer wissenschaftlichen Fundierung der Pflege – lediglich eine Anhebung des Ausbildungs- und Qualifikationsniveaus bewirken kann. Akademisierung allein vermag noch keine Professionalisierung eines Berufsstandes. Schaeffer geht in ihrer in vielen Punkten kritisch-skeptischen Beurteilung der Professionalisierungschancen der Pflege noch einen erheblichen Schritt weiter. Aufgrund zum Teil noch nicht abgeschlossener Verberuflichungsprozesse sowie der fehlenden Eigenständigkeit der beruflichen Pflege, ihrer Konzipierung als ärztlicher Assistenzberuf, schätzt Schaeffer die Ausgangslage der Pflege bei ihrem Versuch nach Professionalisierung als ungünstig ein (1994: 112ff.).

Die Betrachtung der von Hesse genannten, allen merkmalsorientierten professionstheoretischen Konzepten gemeinsamen Charakteristiken einer Profession (s. Kap. 2.2.1) lässt den Schluss zu, dass Pflegeberufe nach derzeitigem Stand (noch) nicht zu den Professionen gezählt werden können. Unter Anlegung formal-äußerlicher Kriterien ist Pflege in ihrem Professionalisierungsbestreben weit vom berufspolitisch artikulierten Ziel (vgl. u.a. Robert-Bosch-Stiftung 2000; Stöcker 2002) entfernt. Neben mangelndem systematischen wissenschaftlichen Grundlagen- und Anwendungswissen besteht bis heute keine Autonomie der Kontrolle in der Ausbildung und Be-

2. Pflege: Beruf oder Profession?

rufsausübung. Zudem fehlt den beruflichen Pflegekräften ein gleichermaßen verbindendes wie verbindliches Berufsethos. Unter merkmalsorientierter Perspektive ist dies eine eher ernüchternde Bilanz. Trotz des mit den vorangegangenen Schlussfolgerungen übereinstimmenden Fazits, dass der Pflegeberuf nicht zu den klassischen Professionen gerechnet werden kann, sieht Hampel (1983: 268ff.) aber dennoch einzelne Professionskriterien wie bspw. »hohes Prestige in der Bevölkerung« oder »Identifikation mit dem Berufsfeld« erfüllt. „In diesen Bereichen kann demzufolge von einem starken Trend zur Professionalisierung des Krankenpflegeberufes gesprochen werden." (Hampel 1983: 270)

Unter Zugrundelegung eines prozessualen Ansatzes der Professionstheorie (vgl. Hartmann 1972) sind die Professionalisierungsbestrebungen und -tendenzen innerhalb der Pflege unverkennbar. Vorzugsweise die Handlungsfelder Pflegepädagogik und -management haben bisher von dieser Entwicklung profitieren können. Es bleibt gleichwohl für den Professionalisierungsprozess kritisch zu hinterfragen, ob bzw. welche Teilhabechancen die im Handlungsfeld Praxis tätigen Pflegekräfte bekommen. Es besteht de facto die potentielle Gefahr, dass die Professionalisierungsbemühungen des gesamten Berufsstandes sich vorläufig im Ergebnis auf eine exklusive Teilprofessionalisierung einzelner elitärer Subgruppen begrenzen könnten (vgl. auch Albert 2000: 75f.; Weidner 2004: 16).

Die Professionalisierungsbemühungen des Berufsstandes stoßen insgesamt auf erhebliche personelle wie auch strukturell-organisatorische Widerstände. Für die Ärzte geht die Professionalisierung der nicht-medizinischen Gesundheitsfachberufe mit Deprofessionalisierungstendenzen des eigenen Berufsstandes einher. Aufgrund des daraus resultierenden berufspolitischen Interessenskonfliktes ist von den Medizinern daher eher mit Behinderung als mit Unterstützung bei der Professionalisierung der Pflege zu rechnen. Strukturell-organisatorisch steht das bürokratische Modell moderner Dienstleistungsarbeit dem erfolgreichen Streben jedweden Berufs nach der Etablierung als Profession störend im Wege, da in diesem organisatorischen Kontext die charakteristischen Merkmale professioneller Autonomie wie auch kollektiver Dienstgesinnung gefährdet sind (Wilensky 1972: 206f.).

Erstes Zwischenfazit

Das deutsche Gesundheitswesen, insbesondere die berufliche Pflege, steht vor großen gesellschaftlichen Herausforderungen. Die Professionalisierung des Pflegeberufes kann als ein Beitrag zur Lösung der sich abzeichnenden Problemlagen (vgl. Kap. 1.1) interpretiert werden. Obwohl der Begriff der professionellen Pflege im allgemeinen Sprachgebrauch usus ist, zeigt die Auseinandersetzung mit der klassischen Professionssoziologie, dass berufliche Pflege die formal-externen Kriterien einer Profession nicht annähernd erfüllt. Ist der Gebrauch der Begrifflichkeit »professionelle Pflege« damit nur plakative Worthülse? Eine Fokussierung auf die quantitative Beschreibung von Professionsmerkmalen trägt zur Erklärung des beobachteten Phänomens nicht bei.

3 Pflege als professionelles Handeln? – Professionalisierung aus handlungsorientierter Sicht

Wenn im alltäglichen und insbesondere im berufsinternen Sprachgebrauch der Terminus der professionellen Pflege Verwendung findet, kann es sich, wie gezeigt werden konnte, nicht um die vorrangige oder ausschließliche Betonung externer formaler Attribute, die der Berufsstand erreicht hat bzw. zu erreichen trachtet, handeln. Wäre dies der Fall, müsste darauf hingewiesen werden, dass in der modernen Dienstleistungs- und Wissensgesellschaft die Chancen eines Berufes, die klassischen Vollmerkmale einer Profession ausbilden zu können, als äußerst gering, wenn nicht sogar als illusorisch zu bezeichnen sind (vgl. u.a. Wilensky 1972).

Zu fragen ist daher, ob das Phänomen der Professionalisierung mit der Analyse und Untersuchung formaler, statusbezogener Merkmale erschöpfend erfasst wird? Oder beinhaltet Professionalisierung einen weiteren, in den bisherigen Ausführungen noch nicht berücksichtigten Gesichtspunkt? Kritiker der klassischen Professionssoziologie weisen auf eine unzulässige Verkürzung innerhalb der Professionalisierungsdebatte hin. Ihr Vorwurf zielt auf die beobachtete Dominanz einer einseitigen Betrachtung von Berufskonstruktionen aus meist merkmalsorientierter Perspektive bei Vernachlässigung berufsintern bedeutsamer Prozesse (Weidner 2004: 37). Mit den mit dieser Kritik

> einhergehenden Wendungen in der Professionsdebatte rücken Aspekte professioneller Handlungskompetenz und Wissensbasis und die spezifische Interaktionsformen zwischen Professionellen und Adressaten [...] in den Mittelpunkt der Betrachtungen. (Weidner 2004: 46)

Entsprechend wird das praktische Handeln der Akteure, die Art und Weise wie professionelles Handeln stattfindet, auf welche besondere Weise Professionelle tätig werden, zentraler Gegenstand nachfolgender »neuerer«

professionstheoretischer Analysen und Untersuchungen.[19] Die Perspektivenverschiebung hat zu einer nachhaltigen, qualitativen Erweiterung der bis dato eher deskriptiv verfahrenden wissenschaftlichen Professionalisierungsdebatte geführt. Wird professionelles Handeln nach den klassischen Professionstheorien als Handeln von Professionellen begriffen, wobei die Bestimmung „von den handelnden Personen her" (Pfadenhauer 2005: 9) erfolgt, der Fokus also auf der Charakterisierung der Angehörigen eines Berufsstandes liegt, kann professionelles Handeln nunmehr unter professionstheoretischen Gesichtspunkten ebenso als „Handeln einer bestimmten Qualität (wie, auf welche Art wird etwas getan?)" (ebenda: 9) begriffen werden. Der besondere Reiz dieser Betrachtungsweise liegt darin, dass professionelles Handeln damit nicht mehr an die formale Mitgliedschaft einer Profession gebunden ist, sondern prinzipiell auch von Angehörigen anderer, »nicht-professionalisierter« Berufe ausgeübt werden kann.

Unter Bezug auf neuere professionstheoretische Ansätze verspricht die eingangs in diesem Kapitel aufgezeigte Problematik der theoretischen Erfassung professionellen Pflegehandelns einer Lösung zugeführt werden zu können. Bei der weiteren Annäherung an den zu diesem Zeitpunkt der Arbeit noch immer ein Abstraktum darstellenden Begriff »professionelle Pflege« wird daher im Folgenden unter professionstheoretischen Überlegungen das praktische Handeln Pflegender im beruflichen Alltag ins Visier genommen. Da es derzeit keine eigens auf die Pflege ausgerichtete theoretische Professionalisierungsansätze gibt, erfolgt eine Anlehnung an das Konzept der »Strukturlogik professionalisierten Handelns« von Oevermann (1996). Hierzu werden in einem ersten Schritt wichtige Annahmen dieses Ansatzes, die über spezifische Kriterien professionellen Handelns Aufschluss geben sollen, vorgestellt (Kap. 3.1). Anschließend werden Grundlagen pflegerischen Handelns erläutert (Kap. 3.2). Auf der Grundlage der Erkenntnisse dieser beiden Abschnitte werden Folgerungen für spezifische Kriterien professionellen Pflegehandelns gezogen (Kap. 3.3). Diese dienen der theoretischen Sensibilisierung für die geplante empirische Untersuchung sowie als mögliche Orientierungsfolie für die Beurteilung der hierbei gewonnenen Ergebnisse.

---

[19] Ein kurzer einführender Überblick über die wichtigsten Ansätze der handlungsorientierten Professionstheorien und deren Vertreter findet sich bei Pfadenhauer 2003: 31ff.

3. Pflege als professionelles Handeln?

3.1 Kriterien professionellen Handelns

Die neueren professionstheoretischen Ansätze sind vornehmlich in den Bereichen der Sozialwissenschaften, Sozialpädagogik und Pädagogik entwickelt worden. Das Erkenntnisinteresse von Oevermann an der Professionalität praktischen Handelns begründet sich insbesondere in dem spezifischen Beitrag, den die Professionstheorie zu einer kritischen Betrachtung und Analyse des Lehrerhandelns zu leisten vermag. Oevermann entwickelt und verdeutlicht seine Überlegungen an den Beispielen professionalisierten Handelns im Kontext von Wissenschaft und Therapie. Im Anschluss überträgt er seine hier erarbeiteten Strukturmerkmale professionalisierten Handelns zur Analyse pädagogischen Handelns. Im Rahmen der insbesondere seit den 1990er Jahren verstärkt zu beobachtenden Professionalisierungsbestrebungen der Pflegeberufe in Deutschland, wurde Oevermanns »Strukturlogik professionalisierten Handelns« in Ermanglung eigener, pflegewissenschaftlich fundierter, Konzeptionen aufgegriffen. Innerhalb der pflegewissenschaftlichen Literatur wird die Professionalisierung von Pflege seitdem vielfach in Anlehnung an Oevermanns Kriterien professionellen Handelns diskutiert und analysiert (vgl. exemplarisch Isfort 2003a, 2003b u. 2005; Schaeffer 1994, 2003; Veit 2004; Weidner 2004). Eine spezifische wissenschaftstheoretische Erweiterung bzw. Modifizierung der Theorie Oevermanns, die zu einer eigenen theoriegestützten, pflegewissenschaftlichen Definition professionellen Pflegehandelns führt, unterbleibt allerdings bisher in den hier geführten theoretischen Diskursen und empirischen Forschungsprojekten.

Oevermann fokussiert in seinem erst spät veröffentlichten Aufsatz „Theoretische Skizze einer revidierten Theorie professionalisierten Handelns"[20] auf so genannte Strukturmerkmale professionellen Handelns. Mit diesen will er aufzeigen, was professionelles Handeln inhaltlich ausmacht, wie sich pro-

---

[20] Bereits Jahre vor der ersten Veröffentlichung für ein breites Fachpublikum haben die professionstheoretischen Überlegungen Oevermanns schriftlich in Form unveröffentlichter Vorlesungsmanuskripte (1981) vorgelegen. Daher verweist eine Vielzahl wissenschaftlicher Literaturarbeiten der letzten 20 Jahre im Professionalisierungsdiskurs bereits vor der ersten Publikation auf Oevermanns »Strukturlogik professionalisierten Handelns«.

fessionelle Kompetenz in einer professionellen Praxis äußert: Professionen sind nach dem Verständnis von Oevermann für das Funktionieren fortgeschrittener Gesellschaften von zentraler Bedeutung (ebenda 1996: 70). Sie erbringen eine spezifische Leistung für die Gesellschaft. Von anderen Formen institutionalisierter Erwerbsarbeit unterscheiden sich Professionen formal insbesondere durch:

- die *Autonomie* des Handelnden,
- die Bezogenheit des Handelns auf einen *gesellschaftlichen Zentralwert* und
- Fachlichkeit in Form von *wissenschaftlicher Expertise*.

Oevermann befindet sich mit diesen Postulaten im Einvernehmen mit mehrheitlich auch von den Vertretern der klassischen Professionstheorien genannten Professionsattributen. Hier liegt zugleich einer der besonderen Reize des Oevermannschen Ansatzes. Einerseits besteht eine greifbare Nähe zur klassischen Professionssoziologie, andererseits belebt und bereichert der handlungsorientierte Ansatz den professionstheoretischen Diskurs mit einer perspektivischen Erweiterung und Vertiefung des betrachteten Gegenstandes. Da die skizzierten drei Merkmale nach Oevermann wichtige Charakteristika und notwendige Voraussetzung professionellen Handelns sind, erfolgt zuerst deren kurze Explikation, bevor im Weiteren auf die spezifischen Strukturmerkmale professionellen Handelns eingegangen wird.

Professionen verfügen in der Arbeit mit ihren Klienten und innerhalb der Organisationen über ein Höchstmaß an Autonomie. Das Faktum der Klientenautonomie begründet sich im Rahmen therapeutischen Handelns in der beschädigten Integrität eines Klienten und seines aus dieser Krisenkonstellation heraus resultierenden Hilfegesuchs, dem im Rahmen professionellen Handelns in einer spezifischen, nachfolgend noch näher zu bestimmenden Art und Weise entsprochen wird. Organisationsautonomie bedingt sich durch die Spezifität der Leistungen von Professionen. Sie „lassen sich weder durch den Markt noch administrativ kontrollieren; sie erfordern eine kollegiale, auf die Verinnerlichung professionsethischer Ideale angewiesene Selbstkontrolle" (Oevermann 1996: 70). In ihrem Handeln und ihrer Leistungserbringung beziehen sich die unterschiedlichen Professionen jeweils

3. Pflege als professionelles Handeln?

auf einzelne gesellschaftliche Wertuniversalien. Hierbei handelt es sich um Zentralwerte[21] wie Recht, Moral, Gesundheit und Wahrheit. Professionalisiertes Handeln oder Tätigkeiten, die diesem wahlverwandt sind, bilden sich dabei immer dort aus, wo

> die Selbstverständlichkeit der Geltung insbesondere von legitimationsbedeutsamen, aber auch generell von sinnstiftenden und Alltagsnormalität sichernden Prinzipien, Anschauungen, Praktiken und Deutungsmustern in Frage steht oder in eine Krise geraten ist, oder aber krisensimulierend vorgreifend gewollt methodenkritisch problematisiert wird [...]. (Oevermann 1996:86)

Professionelles bzw. professionalisiertes Handeln weist damit eine hohe Kollektivitäts- bzw. Gemeinwohlorientierung auf. Um die gesellschaftlichen Probleme lösen zu können, erfolgt seitens der professionell Handelnden ein Rückgriff auf universelles Erfahrungswissen. Die aus den Erfahrungswissenschaften resultierenden Methoden, Theorien und materialen Erkenntnisse sind nach Overmann notwendige wissenschaftliche Begründungsbasis professionalisierter Tätigkeit und konstitutiver Bestandteil der professionalisierten Praxis (1996: 97f.). Oevermann geht in seiner Beurteilung der Notwendigkeit von erfahrungswissenschaftlichem Wissen für professionalisiertes Handeln letztendlich sogar soweit, dass er für sich den Schluss zieht, dass eine Praxis, die ansonsten zwar die inhaltlichen Strukturmerkmale professionellen Handelns erfüllt, nur eine „vor-professionalisierte" (ebenda 1996: 124) Praxis darstellt.

Professionalisiertes Handeln stellt nach Oevermann den gesellschaftlich-lebenspraktischen Ort der in sich praktischen Vermittlung von Theorie und Praxis dar. Professionelles Handeln fußt dabei auf den Bedingungen verwissenschaftlichter Rationalität. Der Rückgriff auf eine erfahrungswissenschaftliche Erkenntnis- und Begründungsbasis erlaubt und ermöglicht dem professionell Handelnden die im Rahmen stellvertretender Deutung für und mit dem Klienten zu treffenden Entscheidungsfindungen, die immer einer wissenschaftlich reflektierten Begründung bedürfen. Für die akute Phase der aktiv-praktischen Entscheidung verbleibt nicht immer ausreichend Zeit zur

---

[21] Zentralwerte stellen ein besonders zu schützendes Gut dar, von dessen Verlust jedes Mitglied der Gesellschaft bedroht sein kann und für deren Erhaltung und Wiederherstellung ein hohes Maß an Wissen erforderlich ist (Menche 2004: 22).

3. Pflege als professionelles Handeln?

vorherigen reflexiven Begründung. Entscheidungen müssen unter dem Handlungsdruck mancher Situationen spontan und intuitiv erfolgen. Für professionell Handelnde besteht dann spätestens im Anschluss an die Entscheidung die unaufhebbare Verpflichtung zur nachträglichen Rekonstruktion der zur Problemlösung in der Praxis getroffenen Entscheidungen und der Zwang ihrer notwendigen wissenschaftlichen Begründung. In dieser Rekonstruktion steht dabei „nicht so sehr die Verantwortung für eine praktisch folgenreiche Entscheidung in einer Krisenkonstellation", sondern „die problematisierende Bearbeitung von Geltungsfragen im Mittelpunkt." (Oevermann 1996: 84). *Entscheidungszwang* und *Begründungsverpflichtung* stellen konstitutive Elemente einer professionalisierten Praxis dar. Zwar besteht die Begründungsverpflichtung auch für andere auf wissenschaftlichen Qualifikationen beruhenden Tätigkeiten, jedoch fehlt das Element des Entscheidungszwanges in deren Handlungspraxis. Oevermann differenziert demzufolge im Weiteren zwischen dem eher technologischen Handeln wissenschaftlicher Experten einerseits und einem explizit professionalisierten Handeln andererseits.

Ist mit Theorie die systematische erfahrungswissenschaftliche Wissensbasis, auf die sich eine professionalisierte Tätigkeitsausübung berufen kann (und muss), gemeint, so kann dem Begriff der Praxis in der Arbeit Oevermanns aufgrund einer dem Schriftstück immanenten Unschärfe eine zweifache Bedeutung zugewiesen werden. Wenn Overmann von der widersprüchlichen Einheit von Theorie und Praxis spricht, zwischen der professionalisiertes Handeln zu vermitteln hat, so ist mit Praxis die konkrete, in ihrem Fall einzigartige Lebenspraxis des Klienten gemeint.

> Die Patienten und Klienten, die dem Professionellen in seiner Praxis begegnen, stellen jeweils Einzelfälle dar, die allgemein bekannte Problemlagen in einer stets individuellen Art und Weise, entsprechend ihrer Biografien, Lebenseinsichten und –erfahrungen, einbringen. Diese mitgebrachten Ressourcen muss der Professsionelle als sogenannte ›Autonomie der Lebenspraxis‹ respektieren und konstruktiv in die Behandlungs-, Betreuungs- und Beratungsprozesse einbinden. (Weidner 1999: 23)

Die Erfassung des individuellen Falls im Rahmen *hermeneutischen Fallverstehens,* die Berücksichtigung seiner immanenten Fallstrukturgesetzlich-

3. Pflege als professionelles Handeln?

keit und die Ausrichtung des Handelns auf die personalisierte Lebenspraxis des Subjekts ist aus diesem Grunde nach Oevermann ebenso elementarer und unabdingbarer Bestandteil und Kennzeichen professionellen Handelns wie die gleichzeitige Verwiesenheit auf die Theorie. Da professionalisiertes Handeln auf die Lösung der Probleme einer konkreten Praxis ausgerichtet ist, kann die Problemlösung auf Grund der Einmaligkeit eines jeden Falles weder „durch die Implementation von feststehenden Programmen" noch „durch die Subsumtion unter schematisierte oder standardisierte Rezepte realisiert" werden (Oevermann 1996: 122). Die professionalisierten Handeln innewohnenden Paradoxie der Gleichzeitigkeit von Theorie und Praxis ist gleichermaßen Dilemma wie Herausforderung. Auch hier liegt ein wichtiger Unterschied zum Handeln wissenschaftlicher Experten wie auch dem eher regelgeleiteten, technisch ausgerichteten Handeln nicht-akademischer Berufe.

Neben dem hier skizzierten theoretisch-analytischen Verständnis von Praxis wird der Begriff der Praxis von Oevermann auf der anderen Seite aber zugleich auch immer wieder synonym für das professionalisierte Handeln selbst, also für die Realisierung bzw. den handlungspraktischen Vollzug verwendet. Die Praxis professionalisierten Handelns selbst ist durch eine Vielzahl weiterer spezifischer Eigenschaften charakterisiert, die neben der bereits beschriebenen Beziehung von Theorie und Praxis als Zusammenhang von Regelwissen und Fallverstehen, letztendlich den unverwechselbaren Charakter professionalisierten Handelns begründen. Diese gilt es nun zu explizieren:

Die professionalisiertem Handeln inne liegende spezifische Vermittlung von Theorie und Praxis realisiert sich im lebendigen Alltag im so genannten *Arbeitsbündnis*. Hierbei handelt es sich um die spezifische soziale Beziehung zwischen professionell Handelndem und Klienten. Professionelles bzw. professionalisiertes Handeln wird im Rahmen von Krisenbewältigungen erforderlich. Krisen beschädigen die autonome Lebenspraxis des Individuums, das deshalb Unterstützung in Form von professioneller Hilfe sucht. Das Arbeitsbündnis kann grundsätzlich nur auf Initiative des Klienten geschlossen werden. Auslöser für die Entscheidung ist der spezifische Leidensdruck, den das Subjekt aufgrund der Krise, in der es sich befindet, erfährt. Soziales Handeln, das im Sinne eines Hilfsangebotes von der Erstiniti-

3. Pflege als professionelles Handeln?

ative eines Therapeuten ausgeht, ist seinem Charakter nach deshalb kein professionelles Handeln, da es zwangsläufig – durch Inangriffnahme der Krise von außen und nicht vom betroffenen Subjekt selbst – immer auch deautonomisierende Züge aufweist. Indem der Klient professionelle Hilfe anfordert, erkennt er mit seinen ihm noch verbliebenen gesunden Anteilen die durch eine Krise verursachte Beschädigung seiner *autonomen Lebenspraxis* an. Die ihm

> zur Verfügung stehenden Begründungsfolien reichen nicht mehr aus, um die eigenen Handlungen sinnvoll zu interpretieren. In diesem Fall, wenn das Selbstverständnis der Lebenspraxis für das Handlungssubjekt obsolet geworden ist, wird der Professionelle zu Rate gezogen. Er hat dann die Funktion, stellvertretend für den Klienten und die durch ihn repräsentierte Lebenspraxis die Rekonstruktion der objektiven Bedeutungsstrukturen, wie sie im praktischen Handeln faktisch konstituiert sind, vorzunehmen und eine Auslegung von Handlungssinn und Problemkonstellation zu übernehmen. (Schaeffer 1990: 60)

Die Aufgabe der *stellvertretenden Deutung* ist damit ein weiteres zentrales Element professionalisierten Handelns. Der Professionelle kann hier aufgrund seiner Fähigkeit „abstrakte wissenschaftliche Erkenntnisse in der konkreten individuellen Situation anwenden zu können" (Veit 2004: 35) die Vermittlerrolle zwischen Theorie und fallgerechter Praxis wahrnehmen. Das Ziel professionalisierten Handelns liegt dabei in der Wiederherstellung der Autonomie des Klienten. Das Arbeitsbündnis basiert auf Freiwilligkeit und ist auf Befristung ausgelegt. Innerhalb des Arbeitsbündnisses verpflichtet sich der Klient zu Vertrauen und absoluter Offenheit gegenüber dem Professionellen. Zudem obliegt ihm die Verantwortung der aktiven Mitwirkung an der Krisenbewältigung. Er hat „alles in seiner Macht zur Heilung notwendige zu tun" (Oevermann 1996: 115). Der Professionelle wiederum ist es der spezifischen Handlungsstruktur geschuldet sich zwar einerseits ganz auf den Klienten einzulassen, andererseits aber auch dafür Sorge zu tragen, dass die »berufsförmig ausgeübte« therapeutische Beziehung innerhalb des Arbeitsbündnisses aufrechterhalten bleibt (vgl. Oevermann 1996: 116 f.). Damit zeichnet sich professionalisiertes Handeln immer auch durch die dem Arbeitsbündnis inhärenten Strukturmerkmale der Dialektik von Nähe und Distanz, der widersprüchlichen Gleichzeitigkeit diffuser Sozialbeziehung und spezifischer Rollenbeziehung aus. Die spezifische Beziehungspraxis, die sich im Arbeitsbündnis widerspiegelt und die neben den bereits geschilderten Eigenschaften auch durch die „widersprüchliche Einheit von Autonomie und Abhängigkeit des Patienten" (Oevermann 1996: 123) gekennzeichnet ist, charakterisiert einen grundlegenden Unterschied professionalisierten Handelns zu dem Handeln sonstiger Berufe: akademischer wie nicht-akademischer gleichermaßen.

Zusammenfassend lassen sich somit als zentrale Elemente, die nach Oevermann professionelles Handeln als solches konstituieren, vornehmlich folgende Kriterien hervorheben (vgl. auch Schaeffer 1990; Weidner 2004):

- Dialektik von Theorie und Praxis,
- Widersprüchliche Einheit von universalisierter (wissenschaftlicher) Regelanwendung und hermeneutischem Fallverstehen,
- Wechselseitigkeit von Entscheidungszwang und Begründungsverpflichtung,
- Wahrung der Autonomie der Lebenspraxis des Klienten,
- Stellvertretende Deutung,
- Arbeitsbündnis,
- Nähe und Distanz,
- Unvollständige Standardisierbarkeit von Handlungen.

Oevermann hat in seiner professionstheoretischen Arbeit nicht den Status eines Berufsstandes, sondern das Handeln selbst, das von den einzelnen Mitgliedern dieses Berufsstandes in einer spezifischen Beziehungspraxis vollzogen wird, im Blick. Somit ist anzunehmen, dass sein Ansatz eine geeignete analytische Hilfe für die Beschreibung und Erkundung des Phänomens »professionelle Pflege« bietet. Bevor jedoch eine Übertragung der Kriterien des Oevermannschen Ansatzes auf die Pflegepraxis erfolgen kann, ist es – als notwendige Voraussetzung für eine kritisch-reflektierte Analyse – in einem nächsten Schritt erforderlich, die Grundlagen pflegerischen Handelns darzulegen. Auf diese Weise können die faktischen Gegebenheiten bzw. Bedingungen aufgedeckt werden, die bei der Übertragung Oevermanns professionstheoretischer Arbeit auf das Pflegehandeln im Praxisalltag direkter Pflege zu bedenken bzw. zu berücksichtigen sind.

3. Pflege als professionelles Handeln?

3.2 Grundlagen pflegerischen Handelns

3.2.1 Der Gegenstand von Pflege – eine Annäherung

Um die Grundlagen beruflichen pflegerischen Handelns explizit zu machen, muss als Erstes eine Annäherung an den Gegenstand der Pflege als solches erfolgen. Was ist Pflege? Wie wird sie definiert? Wo bzw. wann wird Pflege tätig? Ein eindeutiger Versuch der Beantwortung dieser Frage, die wiederkehrendes Thema „oft sehr emotional und kontrovers geführter fachlicher Diskussionen" (Steppe 1994: 43) ist, erweist sich aufgrund der inhaltlichen Diffusität des Pflegeberufes bis in die Gegenwart als äußerst schwierig.

Es gibt eine Vielzahl unterschiedlichster Definitionsversuche bzw. Aufgabenbeschreibungen von Pflege (z.B. ANA 2004; ICN 2006), die aufgrund ihres übereinstimmenden, auf »care« fokussierenden Versorgungsverständnisses, innerhalb der Berufsgruppe allgemeine Zustimmung finden. Große Beachtung im nationalen wie internationalen Diskurs hat dabei in den letzten Jahrzehnten die Definition der amerikanischen Pflegetheoretikerin Virginia Henderson gefunden. Zwar stammt Hendersons Bestimmung von Pflege bereits aus dem Jahr 1955. Aber bis heute erfährt sie auf internationaler Ebene Anerkennung und Würdigung. Im deutschsprachigen Raum ist diese Definition – zunächst auch mangels eigener pflegetheoretischer Auseinandersetzungen – auf großen Anklang gestoßen und hat nachhaltigen Eingang sowohl in die Pflegeausbildung als auch die Grundlagenwerke der Pflegeliteratur gefunden.

> The unique function of the nurse is to assist the individual, sick or well, in the performance of those activities contributing to health or its recovery (or to a peaceful death) that he would perform unaided if he had the necessary strength, will or knowledge. And to do this in such a way as to help him gain independence as rapidly as possible. (Henderson: 1991: 21)

Trotz der insgesamt sehr großen Offenheit dieser Beschreibung von Pflege, kommen in der – aus der Pflegepraxis herausentwickelten – Definition von Virginia Henderson sehr deutlich grundlegende Merkmale pflegerischen Handelns zum Ausdruck: Die Ausrichtung pflegerischen Handelns erfolgt subjektorientiert. Die von den Pflegenden im Rahmen eines Versorgungs-

3. Pflege als professionelles Handeln?

auftrages sicherzustellende Pflege orientiert sich am subjektiven wie objektiven Versorgungsbedarf gleichermaßen.[22] Ziel ist die Wiederherstellung der beschädigten Autonomie des Menschen. Der Aufgabenbereich von Pflege reicht bei Henderson weit über das Spektrum der Hilfeleistungen im medizinisch-therapeutischen Kontext hinaus. Die von Henderson hervorgehobene Unabhängigkeit der Pflegebedürftigkeit von medizinischer Behandlung löst den Pflegeberuf aus der traditionellen Rolle des medizinischen Heil(hilfs-)berufes, begründet letztendlich inhärent den »emanzipativen« Anspruch der Pflege auf gesellschaftliche Anerkennung der Eigenständigkeit und Autonomie ihres Handelns.

Hendersons Definition von Pflege enthält erste wichtige Hinweise zu den Grundlagen pflegerischen Handelns, lässt aber in ihrer Unbestimmtheit dennoch gleichzeitig viele Fragen unbeantwortet: Was genau sind Hilfeleistungen und Handreichungen? Was sind die spezifischen Kompetenzen der Pflegekraft bzw. worauf beruhen diese? Wie gestaltet sich die Beziehungspraxis zwischen Pflegekraft und pflegebedürftigem Subjekt? In welchen Settings findet Pflege statt? Worin beruht der Unterschied zwischen formeller fachlicher Pflege und informeller Laienpflege? Fragen über Fragen: auf die klärende Antworten zum Teil immer noch ausstehen, die zugleich aber die Identitätskrise, in der sich die berufliche Pflege bis heute befindet, verdeutlichen.

Im Rahmen ihrer Ausbildung, die den beruflichen Einstieg in den Pflegeberuf ermöglicht, sind die Pflegekräfte in der Bundesrepublik Deutschland bislang vornehmlich auf die kurativ ausgerichtete pflegerische Versorgung von Kranken im stationären Bereich vorbereitet worden. Pflege findet hier in einem medizinisch-therapeutisch dominierten Setting statt. Aus dieser Situation heraus ergeben sich für Pflegekräfte alltäglich erhebliche Rollenambivalenzen. Der durch die Ärzte definierte und paternalistisch-autoritär bestimmte Versorgungs- bzw. Behandlungsbedarf steht immer wieder im Widerspruch zu dem wahrgenommenen bzw. ermittelten subjektiven Versor-

---

[22] Henderson spricht an dieser Stelle von »needs«, ein Begriff, der im Rahmen der Übersetzung in die deutsche Sprache häufig unzulässig verkürzt wurde. »Needs« steht sowohl für den objektiven Bedarf als auch die subjektiven Bedürfnisse eines Individuums an Unterstützung. Die im Rahmen des deutschen Diskurses zum Teil stattgefundene Verkürzung auf nur eine dieser Seiten ist u.a. auch diesem Übersetzungsfehler geschuldet.

3. Pflege als professionelles Handeln?

gungsbedarf des pflegebedürftigen Klientels. Nicht nur das Ausmaß der – formalen wie inhaltlichen – Weisungsgebundenheit der Pflegenden an die Anordnungen des Arztes steht im eklatanten Missverhältnis zu dem eigentlichen – sich bereits in Hendersons Definition widerspiegelnden – Selbstverständnis von Pflege, sondern auch die im Setting der medizinischen Akutversorgung vorwiegend praktizierte reduktionistische, defizitorientierte Sicht- und Handlungsweise der am Versorgungsgeschehen beteiligten Akteure.

Die Art der Pflegetätigkeiten wird vielfach, sowohl von den Pflegenden selbst, wie aber auch innerhalb der bürokratischen Terminologie des Gesundheitswesens – z.B. der verschiedenen Kostenträger –, in die so genannte Grund- und Behandlungspflege unterschieden. In dieser auf eine lange Tradition zurückblickenden Dichotomisierung kommen Problemlagen zum Ausdruck, die dazu beitragen, dass selbst innerhalb der Berufsgruppe kein uneingeschränkter Konsens über den spezifischen Gegenstand von (beruflich ausgeübter) Pflege besteht. Grundpflege bezieht sich auf körperbezogene Tätigkeiten wie Körperpflege, Bewegung, Essen und Trinken usw.; Behandlungspflege auf Aufgaben, die im Rahmen medizinischer Assistenz oder Delegation weisungsgebunden durchgeführt werden. Der Übergang der im Rahmen der Grundpflege erbrachten Leistungen zu denen der Laien- und/oder Selbstpflege ist ein fließender. Hier sehen sich Pflegende immer wieder in dem Dilemma, ihr Handeln und die hierfür erforderlichen Qualifikationen rechtfertigen zu müssen. Durch ihre relative Hausarbeitsnähe handelt es sich bei der Grundpflege um Verrichtungen, die vielfach auch von unqualifizierten Beschäftigten des so genannten »Jedermann-Teilarbeitsmarktes« (Sengenberger 1987) verrichtet oder von Personen aus dem Umfeld des sozialen Netzwerkes der Pflegebedürftigen übernommen werden. Tätigkeiten, die der Grundpflege zugeordnet werden, erfahren durch diesen Sachverhalt oft eine reduzierte Wertschätzung und implizieren eine tendenzielle Abwertung der gesellschaftlichen Funktion beruflicher Pflege. Auf der anderen Seite bietet gerade der Bereich der Grundpflege den Pflegenden die Möglichkeit für selbständiges, autonomes Arbeiten, da ihr in dem Rahmen dieser Tätigkeiten weitgehend Eigenständigkeit und Verantwortlichkeit zugestanden wird. Im Gegensatz dazu unterliegen die unter dem Begriff der Behandlungspflege subsumierten Tätigkeiten der ausschließlichen Wei-

3. Pflege als professionelles Handeln?

sungsgebundenheit durch Ärzte. Behandlungspflege umfasst die Mitwirkung bzw. Assistenz bei der Vorbereitung, Durchführung und Nachbereitung medizinisch-therapeutischer Maßnahmen. Gerade der spezifischen Charakteristik der Behandlungspflege ist die jahrelange Zuordnung der Pflegeberufe unter die Gruppe der so genannten »Heilhilfsberufe« geschuldet; eine Zuordnung, die aus heutiger Sicht als eine kategorische Diskreditierung der Pflege als »Erfüllungsgehilfin der Medizin« diskutiert werden kann. Auch wenn emanzipatorische Bestrebungen innerhalb der Berufspolitik (aller Heilhilfsberufe) zu der Ablösung des alten Terminus durch die Bezeichnungen »nicht-medizinische Gesundheitsfachberufe« bzw. »nicht-ärztliche Heilberufe« geführt haben, hat sich de facto für die Pflege dadurch nichts an dem Ausmaß ihrer ärztlichen – selbständigem Handeln zuwider laufenden – Weisungsgebundenheit geändert.

Formelle Pflege in Deutschland findet derzeit einerseits zwischen den skizzierten Polen von Hausarbeitsnähe und medizinischer Assistenztätigkeit statt. Andererseits verstärkt sich (weltweit) in den letzten Jahren immer mehr der individuelle wie gesellschaftliche Bedarf eines auf »care« ausgerichteten, im Rahmen multiprofessioneller Zusammenarbeit stattfindenden Handelns aller an der Versorgungsgestaltung beteiligten Gesundheitsakteure (vgl. Funk u.a. 1997; Zander 2000). Für die Pflegenden resultieren hieraus immense berufliche Problemlagen, die auf Professionalsisierungsnotwendigkeiten wie Professionalisierungschancen gleichermaßen verweisen. Aufgrund ihrer beruflichen Sozialisation und anbetracht der (in Kap. 1.2 nachgezeichneten) spezifischen Soziogenese des Berufes sind Pflegende nur unzureichend auf ein Pflegehandeln vorbereitet, das mehr als nur handwerkliche Tätigkeiten im Sinne eines »hands-on-nursing« einschließt (vgl. u.a. Moers 1994; Stach 1995). Dieses Defizit an beruflich erworbenen Handlungskompetenzen potenziert sich angesichts der Problematik, dass der Anteil an chronisch Kranken, Behinderten und altersbedingt Pflegebedürftigen in Relation zu der Gruppe der Akuterkrankten im stationären Bereich ständig zunimmt (siehe Kap. 1). Nicht die Heilung von Krankheit, sondern die Integration von Krankheit in den Alltag wird hier zur Zielprämisse pflegerischen Handelns (vgl. u.a. Mishel 1997) Die pflegerische Versorgung dieser Personenkreise verlagert sich immer stärker in den häuslichen Bereich und erfolgt mehrheitlich nicht in außerhäuslichen Institutionen. Die Arbeitsbe-

3. *Pflege als professionelles Handeln?*

dingungen und –anforderungen, die das Pflegepersonal dort vorfindet, sind mit denen im Krankenhaus in keiner Weise vergleichbar. Neben einer selbstständigeren Arbeitsweise wird ihnen ein klareres, berufliches Selbstverständnis abverlangt, „als dies etwa in Krankenhäusern notwendig ist, wo üblicherweise in relativ stabilen Stationsteams gearbeitet wird" (Weidner 1999: 34). Gerade im häuslichen Setting stehen Pflegende vor der – hier nun auch vom Pflegebedürftigen und seinen Angehörigen stärker eingeforderten – Aufgabe, die pflegerischem Selbstverständnis zugrunde liegenden Handlungsaxiome verantwortlich in die Praxis umzusetzen:

> Nicht das Versorgen von Patient/inn/en darf [...] das Zentrum der Arbeit sein, sondern die schrittweise Überführung des/der zu Versorgenden in (wieder) zu erlangende Eigenkompetenz im Umgang mit gesundheitlichen Einbußen oder Einbrüchen, das heißt das Entdecken und Aktivieren von Eigenverantwortung und Eigenanteilen der Person im Gesundungsprozeß beziehungsweise im (zukünftigen) Umgang mit sich selbst und seinen/ihren Lebensbedingungen und -gewohnheiten. (Krüger 1996: 256)

Hervorzuheben ist der an dieser Stelle deutliche Verweis auf den Prozesscharakter pflegerischer Praxis; Pflegehandeln erschöpft sich in der Regel nicht in einem einmaligen Handlungsakt. Wichtiges und zentrales Moment von Pflege ist außerdem eine ressourcenentdeckende und -fördernde, aktivierende Arbeitsweise. Pflegerisches Handeln besteht aus dem gleichzeitigen Nebeneinander von präventiven, kurativen, rehabilitativen und (bei Bedarf) palliativen Maßnahmen. Auf letztere Anteile verweist auch schon Henderson. Unabhängig von dem institutionellen Kontext, in dem Pflege stattfindet (stationär oder ambulant, außerhäuslich oder häuslich), ist in jeder Pflegebeziehung von Beginn an der soziale Kontext – die Lebenswelt und Lebenspraxis – des Pflegebedürftigen mit zu berücksichtigen. Eine systematische theoretische und praktische Ausbildung entsprechend erforderlicher Kompetenzen haben die heute in der Berufspraxis stehenden examinierten Pflegekräfte in ihrer Erstausbildung nicht oder nur höchst unzureichend erhalten. Dies ist wie gesagt einerseits der vornehmlichen Konzentration der Erstausbildung auf funktionale Aspekte im Rahmen kurativer Versorgungsansätze (»hands-on-nursing«) geschuldet. Andererseits aber sicherlich auch den antizipierten Erwartungen an u.a. dem Konstrukt des »weiblichen Ar-

3. Pflege als professionelles Handeln?

beitsvermögens« zugeschriebene Tugenden, die von den vornehmlich weiblichen Auszubildenden neben weiteren, häufig zusätzlich vorberuflich erworbenen Qualifikationen wohlfeil in die Ausbildung eingebracht werden (vgl. auch Bischoff/Wanner 1993: 16; Meifort 1998: 9 u. 1999: 145; Robert-Bosch-Stiftung 2000: 225).

„Wenn wir Pflege [aber im Sinne einer »care profession« (Benner 1995) – Anm. C.D] als verantwortlich für Begrenzung von Morbidität begreifen" (McBride 1997: 19), ist es unabdingbar, dass die Pflegenden ihr bisheriges Wissen erweitern und geeignete Kompetenzen erwerben. In der internationalen pflegewissenschaftlichen Diskussion besteht einhelliger Konsens in der Auffassung, dass die formelle Pflege angesichts der subjektiven wie objektiven Bedarfslagen der Pflegebedürftigen künftig eine führende Schlüsselrolle in einer adäquaten Versorgungsgestaltung spielen wird (u.a. McBride 1997; Funk u.a. 1997; Schaeffer 2006). „Die Pflege von chronisch Kranken ist eine Zukunftsaufgabe" (Funk 1997: 17), die die Pflegekräfte vor vielfältige Herausforderungen stellt; zugleich bietet sie für die Pflegenden eine einzigartige, in dieser Deutlichkeit noch nie gegebene Professionalisierungschance.

Einen den erforderlichen Paradigmenwechsel in der Versorgung aufgreifenden und somit vor allem der Zukunft richtungsweisenden Anhaltspunkt zur Erfassung des originären Gegenstandes von Pflege liefert das in der Neuordnung des Krankenpflegegesetzes schriftlich verankerte Ausbildungsziel für die Pflegeberufe. Danach soll die Ausbildung

> entsprechend dem allgemein anerkannten Stand pflegewissenschaftlicher, medizinischer und weiterer bezugswissenschaftlicher Erkenntnisse auf die Entwicklung von personalen, sozialen, fachlichen und methodischen Kompetenzen ausgerichtet sein, die zur Pflege von Menschen aller Altersgruppen bei Krankheit, Behinderung, Pflegebedürftigkeit oder Rehabilitation in unterschiedlichen Pflege- und Lebenssituationen sowie Lebensphasen erforderlich sind. Die Pflege [...] ist dabei auf die Prävention von Krankheiten sowie die Förderung, Erhaltung, Wiedererlangung oder Verbesserung der physischen und psychischen Gesundheit der zu pflegenden Menschen auszurichten und erstreckt sich unter Berücksichtigung ihrer Selbständigkeit und Selbstbestimmung auf präventive, kurative, rehabilitative und palliative Maßnahmen [...]. (KrPflG 2003: § 3 Absatz 1)

3. Pflege als professionelles Handeln?

Das hier formulierte Ausbildungsziel fasst in hohem Maße die berufsintern bzw. in der Fachöffentlichkeit[23] artikulierten Ansichten Pflegender zum Gegenstand von Pflege zusammen.[24] Beachtenswert ist, dass, berufspolitisch betrachtet, nun – im Gegensatz zu früheren die Pflegeausbildung betreffenden gesetzlichen Regelungen – die Beruflichkeit der Pflege unterstrichen wird. Erstmalig werden im Ausbildungsziel Bezugswissenschaften für die Ausbildungsinhalte genannt; ausdrücklich auch die sich erst in den letzten Jahren in der Bundesrepublik etablierende Pflegewissenschaft. Durch eine wissenschaftliche Fundierung und Reflexion der Ausbildungsinhalte erhält die Fachlichkeit der vermittelten Inhalte eine neue Qualität: traditionelles Erfahrungswissen wird abgelöst durch wissenschaftlich fundiertes Fachwissen.

Über die im Ausbildungsziel getroffene Wertschätzung der Pflegewissenschaft als eigenständige Disziplin wird zudem ein Grundstein für die Emanzipation der Pflege von der Medizin und dem damit gekoppelten Verständnis der Pflege als nicht-akademischem Heilhilfsberuf gelegt. Gegenwärtigen und zukünftigen Erwartungen an die berufliche Flexibilität der Pflegeberufe, die sich aus der in Kap. 1 unter dem Schlagwort der Krise des Gesundheitswesens skizzierten bzw. antizipierten gesellschaftlichen Problemlagen ableiten, kommt ebenfalls Beachtung bei. Im Ausbildungsziel werden darüber hinaus ausdrücklich Handlungs- und Situationsorientierung und die Notwendigkeit des Erwerbs beruflicher Schlüsselqualifikationen in Form der Entwicklung personaler, sozialer, fachlicher und methodischer Kompetenz zum Ausdruck gebracht. Ähnliche Formulierungen bzw. Erwartungen an die Ziele einer beruflichen Erstqualifikation sind auch für die Berufsausbildungen im öffentlichen Berufsbildungssystem zu finden (vgl. z.B. Greinert 1998: 102).

---

[23] Exemplarisch sei an dieser Stelle auf eine Vielzahl von entsprechenden Aufsätzen und Stellungnahmen in den regelmäßig erscheinenden wissenschaftlichen wie nichtwissenschaftlichen Pflegefachzeitschriften verwiesen.

[24] Eine vorsichtig beurteilende Einschätzung, ob und in wie weit diese öffentlich artikulierten, und in berufsinternen Diskussionen auf weitgehenden Konsens stoßenden Überzeugungen zu den Prinzipien und Grundlagen der Pflege jedoch (bereits) tatsächlich Eingang in die konkrete pflegerische Handlungspraxis finden, kann erst an späterer Stelle dieser Arbeit erfolgen.

3. Pflege als professionelles Handeln?

Eine weitere – die Praxis pflegerischen Handelns bereits heute und nicht erst in weiterer Zukunft maßgeblich beeinflussende – Spezifizierung und Präzisierung des in § 3 KrPflG Absatz 1 formulierten Ausbildungszieles, findet in dem letzten Satz dieses Paragraphen statt. Danach soll die berufliche Erstausbildung die angehenden Pflegekräfte neben einer fortgesetzten Mitwirkung im Rahmen medizinisch-therapeutischer Maßnahmen insbesondere zur *eigenverantwortlichen* Ausführung folgender Aufgaben befähigen:

a) Erhebung und Feststellung des Pflegebedarfs, Planung, Organisation, Durchführung und Dokumentation der Pflege,
b) Evaluation der Pflege, Sicherung und Entwicklung der Qualität der Pflege,
c) Beratung, Anleitung und Unterstützung von Menschen aller Altersgruppen und ihrer Bezugspersonen in der individuellen Auseinandersetzung mit Gesundheit und Krankheit […]. (KrPflG 2003: §3 Satz 3)

Dieses formal-rechtliche Zugeständnis eines eigenverantwortlichen Aufgabenbereichs von Pflege ist neu und für die alltägliche Pflegepraxis examinierter Pflegekräfte von eminenter Bedeutung. Durch die Zuerkennung von mehr Selbständigkeit und Eigenverantwortung werden mit der letzten Novellierung des KrPflG formal erste grundlegende Voraussetzungen für eine allen beruflich Pflegenden gesellschaftlich bisher verwehrte Handlungsautonomie geschaffen. Jedoch „den entscheidenden Schritt in Richtung Autonomie – das angestrebte Tätigkeitsmonopol – hat sie [die Pflege – Anm. C.D.] […] nicht erreicht" (Kälble 2005: 39).

Den gegenüber anderen Berufen und Professionen außergewöhnlich hohen Interpretationsspielraum, der (bisher) einen intersubjektiven Konsens über den Gegenstand von formeller, also nach einer qualifizierenden Ausbildung ausgeübten Pflege erschwert bzw. verhindert, können die im vorgestellten Ausbildungsziel genannten Kriterien zwar nicht beseitigen, allerdings wird noch einmal deutlich – nun auch als öffentlicher gesellschaftlicher Auftrag ausgewiesen –, in welchen Dimensionen sich das Handlungsfeld Pflege bewegt.

3.2.2 Zum Adressaten pflegerischen Handelns

Ein Pflegehandeln, das sich seinem Verständnis nach als soziale Beziehungspraxis zwischen Adressaten und Pflegekraft konstituiert, erfordert unbedingt eine differenzierte – über die bisherigen Ausführungen hinausgehende – Betrachtung der an der Handlung beteiligten Akteure. Die Beziehung zwischen beiden ist nicht von privater sondern förmlicher, vertraglich geregelter Natur. Der zwischenmenschliche Umgang darf nicht von Willkür, von Sympathie und Antipathie usw. getragen sein. Für eine solide und zuverlässige Gestaltung der Pflegesituation, die sowohl dem Anspruch des Adressaten[25] als auch dem Anspruch qualifizierter Pflege gerecht zu werden vermag, bedarf es bei den Pflegekräften dafür unbedingt eines reflektierten Menschenbildes.

In der Geschichte des Pflegeberufes lässt sich rückblickend ein in Epochen stattfindender Wandel des soziokulturell jeweils vorherrschenden und handlungsleitenden Menschenbildes beobachten. Dominiert in den Anfängen der beruflichen Pflege noch ein christlich-traditionelles Menschenbild, aus dem sich der pflegerische Auftrag von Fürsorge, Hingabe und Aufopferung im Sinne christlicher Nächstenliebe ableitet, wird dieses Ende des 19. Jahrhunderts/ Beginn des 20. Jahrhunderts von einer eher naturwissenschaftlichen, an die Medizin angelehnten und pathogenetisch-defizitär orientierten Sichtweise abgelöst. Im Mittelpunkt der Aufmerksamkeit steht hierbei die partikulare Krankheit, nicht der betroffene Mensch als Ganzes. Die Beziehungsgestaltung in der Triade Mediziner, Pflegekraft und Patient spiegelt zugleich die klassische Rollenkonstellation der traditionellen bürgerlichen Familie (Vater – Mutter – Kind) wider: Die Pflegenden erleben sich in einer vermittelnden »Sandwich-Position« zwischen Arzt und Patient. Sie übernehmen analog dem bürgerlichen Familienmodell als »Mutter« die emotionale Fürsorge gegenüber dem Patienten (»unmündiges Kind«) und tragen die Ausführungsverantwortung gegenüber dem - für alle wohlwollend wie auf rationaler Basis entscheidenden – Arzt (»Vater«), der sowohl von der

---

[25] Der Anspruch der Pflegebedürftigen leitet sich aus dem für einen Pflegeberuf institutionell fixierten Muster von Arbeitskraft ab (vgl. auch Kap. 2). Hieraus ergeben sich bestimmte Mindesterwartungen an Art und Durchführung pflegerischen Handelns im Rahmen einer formellen Dienstleistungserbringung.

3. Pflege als professionelles Handeln?

Gesellschaft, wie auch aufgrund seiner ärztlichen Profession zu alleinigen und zugleich für die anderen gültigen Entscheidungen legitimiert ist. Eigene Entscheidungen von Pflegekraft oder Patient, der alle Anordnungen und Verordnungen unwidersprochen zu befolgen, sich »compliant« zu verhalten hat, sind in dieser sozialen Beziehungsstruktur nicht vorgesehen.[26]

Auflösungstendenzen erfährt diese paternalistisch-autoritär geprägte Beziehungspraxis, in der ein instrumentell-technologisches, auf Kuration von Krankheit fokussiertes Handeln im Mittelpunkt des Geschehens steht, mit Beginn der 2. Hälfte des 20. Jahrhunderts. Mit der Deinstitutionalisierung des bürgerlichen Familienmodells, den in Folge von Säkulärisierung und Industrialisierung in Gang gesetzten Freisetzungsprozessen der Moderne (vgl. u.a. Beck 1996), verlieren traditionelle Handlungsmuster immer mehr ihre unhinterfragte Selbstverständlichkeit. Sozial einst akzeptierte und nicht weiter hinterfragte Rollenmuster geraten ins Wanken. Individualisierungs- und Demokratisierungsprozesse führen in allen Bereichen der Gesellschaft zu einer veränderten Wahrnehmung des einzelnen Menschen. Eine auf einem humanistischen Menschenbild basierende ethisch-moralische Orientierungsfolie wird zur Maxime sozialen Handelns. Ein humanistisches Menschenbild betont die Vorstellung vom Menschen als autonomem, mündigem Subjekt, dessen Würde zu achten, wahren und zu respektieren ist. Es konterkariert damit in wesentlichen Aspekten die veröbjektivierenden Annahmen einer naturwissenschaftlich beherrschten Betrachtungsweise vom Menschen. Dem Pflegebedürftigen kann damit nicht länger in der traditionell zugewiesenen Rolle des unmündigen Patienten begegnet werden. Pflegesituationen gestalten sich idealiter als Aushandlungsprozesse, die sich an den subjektiven und objektiven Versorgungsbedarfen der Pflegebedürftigen auszurichten haben. Unter Berücksichtigung des jeweiligen Kontexts und der gleichberechtigten Interessenwahrnehmung aller Beteiligten muss Sinn intersubjektiv immer wieder neu ausgehandelt und hergestellt werden. Den Patienten kommt das Recht wie die Pflicht zu, aktiv und mitverantwortlich am Versorgungsgeschehen zu partizipieren. Zur Darstellung des veränderten Patientenbildes

---

[26] Dieser sozio-historische Hintergrund ist einer der Ausgangspunkte für das gegenwärtige Dilemma der subjektiv wie objektiv wahrgenommenen Rollenambivalenzen, denen sich die Pflegenden in ihrem Berufsalltag – sowohl als Herausforderung wie gleichzeitig aber auch als Überforderung erlebt – gegenübergestellt sehen.

finden nicht nur im pflegewissenschaftlichen Diskurs Begrifflichkeiten wie die vom Kunden, Klienten oder mündigen Nutzer Verwendung (vgl. z.B. Schaeffer 2004: 15ff.; SVR 2002). Die einem sozialen Dienstleistungsverständnis entstammenden Begriffe vom Kunden oder Klienten gehören inzwischen längst auch zum Alltagsvokabular ambulanter Pflegeanbieter.

Mit dem im Rahmen von gesellschaftlichen Modernisierungsprozessen eingeleiteten sozialen Wertewandel, hat sich seit der zweiten Hälfte des 20. Jahrhunderts auch nachhaltig das Verständnis von Krankheit bzw. Gesundheit und Krankheit zu verändern begonnen. Insbesondere das von dem Medizinsoziologen Aaron Antonovsky 1979 entwickelte Modell der Salutogenese[27] markiert einen bedeutungsvollen Wendepunkt. Eine salutogenetische Sichtweise erfordert nicht nur gesundheitsförderliche Aspekte stärker in den Vordergrund des Handelns zu rücken, sondern u.a. auch eine stärkere Berücksichtigung der individuellen Lebenssituation des Patienten, die Respektierung und Förderung der Patientenautonomie sowie die Unterstützung von Selbstwertgefühl und Selbstheilungspotentialen.

In einer Pflege, der ein humanistisches Menschenbild zugrunde liegt und die sich in ihrem Handeln salutogenetischen Prinzipien verpflichtet fühlt, rückt der Adressat von Pflege in den Mittelpunkt pflegerischen Denkens und Handelns. Gerade innerhalb stationärer Versorgungseinrichtungen hat dieses Verständnis z.B. zu einer Modifikation traditioneller Arbeits- und Organisationsstrukturen von Pflege geführt. Statt der hoch arbeitsteiligen, auf Einzeltätigkeiten ausgerichteten Versorgung der Patienten im Rahmen so genannter »Funktionspflege« sind unter den Begriffen der »Gruppen-«, »Zimmer-«, oder »Bezugspflege« Pflegesysteme eingeführt worden, die durch eine veränderte Form der Arbeitsorganisation sowohl der Komplexität von Pflege als auch den subjektiven und objektiven Versorgungsbedarfen der Pflegebedürftigen stärker gerecht zu werden versuchen. Ganz allgemein, also unabhängig von dem Kontext, in dem sich Pflegehandeln jeweils konstituiert, besteht bei Pflegenden wie Pflegebedürftigen Anspruch und Erwartung gleichermaßen, dass die Reflexion und Konstruktion der Pflegewirklichkeit, die Haltung der Pflegenden, von »Patientenorientierung« statt »Patientenigno-

---

[27] Zu Antonovsky's Modell der Salutogenese und den zentralen Elementen dieses Modells siehe z.B. BZgA 2001.

rierung« getragen wird (vgl. Wittneben 2003).[28] Von einer patientenorientierten Pflege kann gesprochen werden, je stärker der pflegebedürftige Mensch als Ganzes, als autonomes Subjekt im Fokus der Beziehungspraxis steht. Als patientenignorierend bezeichnet Wittneben dagegen ein pflegerisches Handeln, das vornehmlich an Verrichtungen oder sogar primär am Betriebsablauf orientiert ist.

Um den Pflegebedürftigen im Sinne einer patientenorientierten Pflege gerecht werden zu können, bedürfen Pflegende hoher personaler, sozialer, kommunikativer, methodischer und fachlicher Kompetenzen. Im Unterschied zu der von Laien erbrachten informellen Pflege können ausgebildete Pflegekräfte für ihr pflegerisches Handeln auf spezifische Wissensbestände zurückgreifen, die den Laien nicht im gleichen Ausmaß zur Verfügung stehen. Diese gilt es nun im Folgenden transparent zu machen.

3.2.3 Zu den Wissensbeständen und Instrumenten pflegerischen Handelns – eine Bestandsaufnahme

Beruflich Pflegende verfügen über Wissen, das sie im Pflegealltag in die Lage versetzen soll, die jeweils unterschiedlichen Situationen und Handlungsanforderungen angemessen bewältigen zu können. Neben persönlichem Wissen und Erfahrungswissen sowie unbestreitbar auch einem gewissen Maß an Intuition, sind es das Vorhandensein einer spezifischen Berufsethik und die mehr oder weniger systematisch qua Aus- und Weiterbildung vermittelten bzw. erworbenen (wissenschaftlichen) Erkenntnisse, die die Wissensgrundlage pflegerischen Handelns bilden.

Die Wissensbestände und Handlungsmaxime der beruflichen Pflege sind aufgrund der bereits skizzierten Konstellationen in der sozio-historischen

---

[28] Der Begriff der Patientenorientierung hat in den letzten Jahrzehnten starken Anklang im pflegefachlichen Diskurs gefunden und wird stellvertretend genutzt, um die veränderte Adressatensicht pflegerischen Handelns zum Ausdruck zu bringen. Aufgrund fehlender begrifflicher Präzisierung findet der Begriff der Patientenorientierung dabei mehrdeutige und diffuse Verwendung. Wittneben hat daher als Beitrag zur Theoriebildung ein Modell der multidimensionalen Patientenorientierung entwickelt und bis heute weiter modifiziert. Auf einem Kontinuum zwischen den beiden Polen Patientignorierung und Patientenorientierung zeigt sie verschiedene Dimensionen pflegerischen Handelns auf, die sich in ihrem Grad der Patientenorientierung unterscheiden.

3. Pflege als professionelles Handeln?

Entstehungsgeschichte des Berufes nachhaltig von berufsfremden Interessensgruppen bestimmt worden. Auch und gerade unter dem Einfluss dieser Fremdbestimmung erklärt sich, dass die Berufsethik in der Pflege – trotz der stark fortgeschrittenen Säkularisierungsprozesse der Moderne – bis in die Gegenwart hinein viele Momente christlich-caritativer Prägung aufweist. Pflegeethik und Berufsethos sind eine notwendige Orientierungs- und Begründungsfolie, um im Alltagskontext pflegerischen Handelns reflektiert Entscheidungen treffen und legitimieren zu können, denn:

> medizinisch-pflegewissenschaftliches Fachwissen und Organisationskenntnisse alleine reichen nicht aus, um zu entscheiden, was in einer Situation ‚gut' – also mitmenschlich und fachsachlich zugleich – ist. Hierzu bedarf es ethischer Überlegungen, die sich darauf beziehen, das Mitmenschliche und Fachsachliche im Handeln zu vereinen. (Menche 2004: 5)

Mit der im letzten Jahrzehnt in der Bundesrepublik Deutschland eingesetzten zunehmenden wissenschaftlichen Fundierung von Pflege, werden auch Fragen und Themen der Berufsethik immer stärker zum Gegenstand wissenschaftlicher Auseinandersetzung und Theoriebildung (siehe hierzu z.B. Arndt 1996; Heffels 2002; Remmers 2000 u. 2003). Die Pflegeethik löst sich im Rahmen dieser verwissenschaftlichenden Entwicklung zusehends aus ihrer starken Verhaftung in tradierten Überzeugungen und Überlieferungen.

Die unter den Bereich des persönlichen Wissens und Erfahrungswissen fallenden Fähigkeiten und Fertigkeiten innerhalb der Pflege beinhalten ebenfalls ein hohes Maß an tradiertem, (noch) nicht systematisiertem Wissen. Erfahrungswissen erfährt als praktisches Wissen eine Abwertung, wenn es sich hierbei lediglich um die unkritische Übernahme theoretisch nicht reflektierter Handlungsabläufe handelt, die dadurch letztendlich irgendwann den Charakter fragwürdiger Rituale erhalten. Am Beispiel über Jahre auch in der Ausbildung vermittelter Pflegemaßnahmen wie z.B. »Eisen und Fönen« im Rahmen der Dekubitusprophylaxe und -therapie wird deutlich, welche Gefahren die unkritische Übernahme von überliefertem Erfahrungswissen beinhalten kann. Andererseits stellt Erfahrungswissen dann eine unschätzbare Bereicherung und Erweiterung pflegerischer Kompetenzen dar, wenn es reflektiert und im Idealfall sogar zusätzlich systematisch begründet

3. Pflege als professionelles Handeln?

zu einer Festigung oder Erweiterung bestehender Handlungskompetenzen beiträgt. Unter diesen Bedingungen steuert Erfahrungswissen für die Pflegenden nicht nur wesentlich zur Entlastung von situativem Handlungsdruck im Kontext praktischen Pflegealltags bei. Implizites Erfahrungswissen ist darüber hinaus unentbehrliche Voraussetzung, damit Pflegekräfte – bezogen auf die Qualität ihres pflegerischen Handelns – im Verlauf ihrer Erwerbsbiografie eines Tages die Kompetenzstufe so genannter »Pflegeexperten« (vgl. Benner 1995) erreichen können. Insbesondere unter dem Gesichtspunkt der systematischen Reflexion erhält Erfahrungswissen zudem auch innerhalb von Pflegewissenschaft und Pflegeforschung einen wichtigen Stellenwert für die wissenschaftliche Aufbereitung tradierter Wissensbestände sowie die Generierung neuen Wissens.

Während für die fachliche Qualifikation der Pflegekräfte früherer Generationen vornehmlich auf tradierte Wissensbestände zurückgegriffen werden musste, ist das Spektrum des für notwendig erachteten Wissenserwerbs mit der einsetzenden Verberuflichung von Pflege zunehmend um elementare anwendungsorientierte Kenntnisse aus dem medizinisch- bzw. naturwissenschaftlichen Bereich erweitert worden. Die im letzten Jahrhundert unter dem Einfluss der Medizin erfolgte Konzipierung des Pflegeberufes als Heilhilfsberuf hat eine zumindest minimalistische Vermittlung wissenschaftlicher Erkenntnisse aus den Bezugsdisziplinen erforderlich gemacht. Eine umfassende Qualifizierung der Pflegenden ist bildungspolitisch zu dieser Zeit noch nicht angestrebt worden, widersprach diese doch den überwiegend eigennützigen Interessen berufsfremder Gruppierungen wie Kirche und Medizin. Aus dem weitgehenden Ausschluss der Pflege von allgemeinen berufs- und bildungspolitischen Entwicklungen in dieser Zeit, resultieren u.a. erhebliche Verzögerungen in der Systematisierung von Wissensbeständen und der Entwicklung einer eigenen wissenschaftlichen Fachdisziplin. Befindet sich die einsetzende Verwissenschaftlichung von Pflege in der Bundesrepublik Deutschland zwar gegenwärtig noch in den Anfängen, so zeitigen hiermit verbundene Ergebnisse und Entwicklungen dennoch bereits erste Modifikationen und Neuerungen in der Pflegepraxis.[29]

---

[29] Die Bedeutsamkeit wissenschaftlich fundierter Erkenntnisse – insbesondere pflegewissenschaftlicher Erkenntnis – für die Entwicklung der für pflegerisches Handeln erforderlichen Kompetenzen, wird erstmals auch im Ausbildungsziel des zum 01.01.2004 in

3. Pflege als professionelles Handeln?

Pflegewissenschaftliches Wissen zeichnet sich im Unterschied zu traditionellem Wissen durch einen hohen Grad an Systematisierung aus. In der Bundesrepublik Deutschland kann Pflegewissenschaft, die sich als Praxis- bzw. als Erfahrungswissenschaft versteht, noch auf keine lange eigene Tradition verweisen. Im hiesigen pflegewissenschaftlichen Diskurs wird daher häufig auf vorhandene Erkenntnisse der sich in den USA bereits seit den 1950er Jahren etablierenden Pflegewissenschaft zurückgegriffen. Dort entwickelte Pflegetheorien und -modelle großer Reichweite sind in der Bundesrepublik Deutschland auf „große, aber zunächst unkritische Resonanz" (Moers/Schaeffer 2003: 60) gestoßen, haben programmatische Impulse gesetzt und das Denken und Handeln Pflegender nachhaltig beeinflusst.[30] Die auf der Grundlage der Arbeiten amerikanischer Pflegetheoretikerinnen entstandene Auffassung, Pflege als Prozess zu betrachten, hat zu der Entwicklung einer Arbeitsmethode geführt, die von den Pflegenden genutzt werden kann, die pflegerische Beziehung auf das zu pflegende Individuum hin zu orientieren und problemlösend zu gestalten (vgl. Gieseke 2006). Diese auch als »Pflegeprozess« bezeichnete systematische Herangehensweise an eine individuelle Pflegesituation ist in der Bundesrepublik Deutschland seit 1985 verbindlicher Bestandteil der theoretischen und praktischen Erstausbildung für Pflegekräfte. Die Anwendung des in mehrere Phasen gegliederten Instruments des Pflegeprozesses „führt zu einer durchdachten, strukturierten, personenorientierten, auf die vorhandenen Ressourcen ausgerichteten, bewusst eingesetzten Pflege" (Gieseke 2006: 50).

Zur effektiven Handhabung des Pflegeprozesses sind in den letzten Jahren – national wie international – eine Vielzahl weiterer wissenschaftlich fundierter Hilfsmittel wie Assessment-Instrumente, Pflege-Diagnosen, Pfle-

---

Kraft getretenen KrPflG explizit herausgestellt. Hierdurch erfolgt nicht nur eine ausdrückliche Anerkennung der Pflegewissenschaft als eigene Wissensdisziplin, sondern auch zugleich eine implizite Verpflichtung der Pflegenden zu regelgeleitetem, systematisch begründbaren Handeln.

[30] Ein knapper einführender Überblick über die »grand theory's« findet sich u.a. bei Moers/Schaeffer (2003). Eine kritisch-analytische Auseinandersetzung mit diesen in den deutschen pflegewissenschaftlichen Diskurs eingeflossenen Pflegetheorien erfolgt z.B. bei Mischo-Kelling/Wittneben (2002) und Meleis (1999).

3. Pflege als professionelles Handeln?

gestandards, Pflegedokumentationssysteme etc. entwickelt worden.[31] In die pflegerische Alltagspraxis haben sie innerhalb der Bundesrepublik Deutschland – unter den in der direkten Pflege Tätigen auf Akzeptanz wie Skepsis gleichermaßen stoßend – bisher in unterschiedlichem Ausmaß Eingang gefunden.

Die Generierung von systematischem Wissen in der Pflege beruht wie in jeder anderen Erfahrungswissenschaft auf der Verknüpfung der sich ergänzenden Stränge wissenschaftlicher Theoriebildung und praktischer Forschung. Pflegeforschung kommt in der jungen Disziplin Pflegewissenschaft große Bedeutung zu, beschränkt sich derzeit aber immer noch hauptsächlich auf vornehmlich im Rahmen von studentischen Abschlussarbeiten oder Dissertationsvorhaben durchgeführte Forschungsprojekte (Schaeffer 1999). Da Ergebnisse der Pflegeforschung dazu beitragen, pflegerischem Handeln ein wissensbasiertes Standbein zu beschaffen, kommt dem weiteren Ausbau von Pflegeforschung eine hohe Bedeutung zu. Der Zugang zu Pflegeforschungsergebnissen ist interessierten Pflegenden in den letzten Jahren durch entsprechende Veröffentlichungen in der Fachliteratur und wissenschaftlichen Fachzeitschriften (z.B. »Pflege« oder »Pflege und Gesellschaft«) erleichtert worden. Pflegewissenschaftliches Wissen findet u.a. auch auf diese Weise, dabei in der Regel aber unsystematisch und überwiegend dem Engagement und der Wissbegierde Einzelner überlassen, zunehmend Eingang in die Pflegepraxis.

Für den weiteren Auf- und Ausbau pflegewissenschaftlichen Wissens besteht die Notwendigkeit und das Gebot systematischer Qualifizierung von wissenschaftlichem Nachwuchs. In zeitlicher Verzögerung zur internationalen Entwicklung hat in der Bundesrepublik Deutschland in den 1990er Jahren im Bereich der Pflege eine bis heute ungebrochene Akademisierungswelle eingesetzt, aus der derzeit mehr als 50 verschiedene Studiengänge resultieren. Diese weisen zwar einerseits unterschiedliche Studiengangskonzeptionen auf, andererseits steht bei allen „die pflegewissenschaftliche Aus-

---

[31]Beispielhaft sei verwiesen auf: NANDA-Pflegediagnosen (siehe u.a. Donges/Moorhouse/Geissler-Murr 2004; NANDA-International 2005), International Classifikation of Nursing Practice (ICNP) (ICN 2003), Pflegeassessment-Instrumente wie ePA©, RAI u.a. (exemplarisch Garms-Homolová 2002; Bartholomeyzik/Halek 2004, Hunstein/Dintelmann/Sippel 2005), die Nationalen Expertenstandards Pflege (u.a. DNQP 2006) uvm.

3. Pflege als professionelles Handeln?

bildung im Zentrum der Curricula" (Bollinger/Gerlach/Grewe 2006: 78). Überwiegend handelt es sich bei den mehrheitlich an Fachhochschulen angesiedelten Studiengängen – es existieren derzeit bundesweit nur fünf universitäre Studienangebote – um die Teildisziplinen Pflege, Pflegewissenschaft, Pflegepädagogik und Pflegemanagement.

> Mit der Akademisierung sollte die Pflegewissenschaft als Grundlage pflegerischen Handelns strukturell aufgebaut, inhaltlich vorangetrieben und zur Basis des Handelns in allen Bezügen der Pflege werden – in Leitungsfunktionen, in der Pflegeausbildung, vor allem aber auch in der pflegerischen Versorgung, der direkten Pflege. (Gerlach 2005: 83)

Die mit der Akademisierung der Pflege verbundenen berufs- und bildungspolitischen Implikationen für die Gesamtgruppe der Pflegekräfte, die hohe Erwartung, dass alle Handlungsfelder von Pflege gleichermaßen – quantitativ wie qualitativ – von der Akademisierung profitieren können, erweist sich bisher angesichts der vorliegenden Ergebnisse zahlreicher Verbleibstudien von Studienabsolventen (vgl. zusammenfassend Bollinger/Gerlach/Grewe 2006) als trügerisch. Das Gros der Absolventen sucht und findet außerhalb der direkten Pflege einen Arbeitsplatz. Damit besteht inhärent die Gefahr, dass es statt der intendierten Verzahnung von Pflegewissenschaft und Pflegepraxis ungewollt zu einer der angestrebten Qualität von Pflege zuwiderlaufenden Entkopplung beider Handlungsfelder kommt. Bereits frühzeitig verweist Schaeffer (1994) auf die Problematik, dass angesichts des Zuschnitts der Studiengänge, die vom Charakter größtenteils »weiterbildend« statt »grundständig primär-qualifizierend« sind, nicht der Berufsstand als Ganzes erfasst wird.

Der Zugang zu pflegewissenschaftlichen Erkenntnissen, zu Methoden und Instrumenten, die ein systematisch begründbares Handeln ermöglichen können bzw. sollen, erfolgt primär, aber – wie gezeigt – nicht ausschließlich über eine akademische Ausbildung. Eine eingeschränkte Teilhabe ist der einzelnen Pflegefachkraft bereits auch im Rahmen einer nicht-akademischen Ausbildung sowie der späteren Berufstätigkeit möglich. Eingeschränkt dadurch, dass sie mit den Methoden wissenschaftlichen Arbeitens nicht gleichermaßen vertraut ist, in teilweise autodidaktischer Herangehensweise mühsam und mit einem hohem Maß an persönlichem Engagement Zugangs-

3. Pflege als professionelles Handeln?

hürden zu überwinden sind, an die im Rahmen eines Studiums unter unterstützender Betreuung systematisch herangeführt wird.

3.3 Folgerungen für ein professionelles Pflegehandeln

Aus den beiden vorherigen Teilkapiteln liegen nun zum einen die Kriterien vor, die Oevermann anlegt, damit Handeln per se als professionalisiertes Handeln bezeichnet werden kann. Zum anderen sind ausführlich die Grundlagen pflegerischen Handelns verdeutlicht worden. Auf der Basis dieser Einsichten kann nun – gleichermaßen ableitend wie zusammenfassend – eine theoretisch abgestützte, aber gleichwohl modifizierende Verknüpfung zur Erfassung der Kriterien professioneller Pflege vorgenommen werden. Im Rahmen eines handlungsorientierten Erklärungsansatzes, in dem „vor allem die Inhalte, das Tun und die Vermittlung von Experten- und Patientenmeinung darüber Auskunft [geben], ob eine Professionalität vorliegt oder nicht" (Isfort 2003a: 276), wird es dabei zweitrangig, ob bzw. in welchem Ausmaß der Pflegeberuf die formalen äußerlichen Merkmale einer Profession (vgl. Kap. 2) erfüllt. Dessen ungeachtet betont aber dennoch auch Oevermann als notwendige Voraussetzungen professionellen Handelns explizit Erwartungen an einen Zentralwertbezug, Autonomie und wissenschaftliche Expertise. Aus diesem Grund werden diese drei Merkmale im Folgenden als erstes herausgegriffen.

Zentralwertbezug
Professionen können auf ein gesellschaftliches Mandat verweisen. Dieses gesellschaftliche Mandat ergibt sich aus der nur einer Profession zugeschriebenen Kompetenz, dass sie über spezifisches Wissen verfügt, zentralen existentiellen Bedrohungen, denen jedes einzelne Gesellschaftsmitglied ausgesetzt sein kann, wirkungsvoll zu begegnen. Angesichts der gesamtgesellschaftlichen Veränderungen steigt in der Bevölkerung neben der Bedrohung durch Krankheit und Tod die zentrale Bedrohung jedes Einzelnen durch subjektiven wie objektiven Pflegebedarf. Pflegebedarf und die gesellschaftlichen Zentralwerte Unversehrtheit und Unabhängigkeit stehen in einem diametralen Bezug. Genau an dieser Stelle, die, wie in Kap. 3.2.1 gezeigt, das

3. *Pflege als professionelles Handeln?*

originäre Aufgaben- und Tätigkeitsfeld von pflegerischer Handlungspraxis darstellt, leistet Pflege ihren spezifischen Beitrag zur Krisenbewältigung. „Die Förderung der Selbstpflegefähigkeiten, der Erhalt der Alltagskompetenzen und die Förderung eines selbstbestimmten Lebens" (Isfort 2003a: 275) sind Aufgaben, die zu den Kernaufgaben und -zielen pflegerischen Handelns zählen. Da sich die Zentralwerte von Medizin (Gesundheit) und Pflege somit deutlich unterscheiden, entsteht im Professionalisierungsbestreben der Pflege keine Konkurrenzsituation zur Medizin. Im Gegenteil: berufspolitisch gesehen trachtet Pflege danach, eine unbesetzte, aber gesellschaftlich hochvakante Nische, kompetent und qualifiziert auszufüllen.

Autonomie
Auf die Problematik mangelnder bzw. eingeschränkter Handlungsautonomie ausgebildeter Pflegekräfte ist bereits hingewiesen worden. Allerdings zeigt sich hier in den letzten Jahren ein tendenzieller Zuwachs. Von besonderer Bedeutung sind Konsequenzen aus dem Sozialgesetzbuch XI. Mit Einführung der Pflegeversicherung sind indirekt erste Vorbehaltsaufgaben für Pflegefachkräfte entstanden. Durch die ausdrückliche Herausnahme von Pflegeleistungen aus dem Leistungskatalog der Krankenversicherung und die Einrichtung der Pflegeversicherung als 5. Säule im Sozialversicherungssystem hat Pflege eine Aufwertung erfahren.[32] Gerade im expandierenden ambulanten Versorgungssektor arbeiten Pflegende zunehmend in hohem Maße eigenständig und eigenverantwortlich. Auf die formale Zuweisung eines eigenverantwortlichen Aufgabenbereiches im KrPflG 2004 ist hingewiesen worden. Hierdurch und durch die Anerkennung von Pflegewissenschaft als eigene grundständige Disziplin sind wichtige Rahmenbedingungen für die Chance einer wachsenden Autonomie des Pflegeberufes gelegt worden. Berufspolitische Forderungen nach institutioneller Autonomie, dem Ausbau der Infrastruktur für eine Selbstverwaltung liegen vor. Mit der 2005 in Bremen in Kraft getretenen ersten staatlichen Berufsordnung für Pflege oder der

---

[32] Gleichzeitig darf aber auch nicht übersehen werden, dass mit der im SGB XI vorgenommenen somatischen Verengung des Pflegebegriffes ein veraltetes Pflegeverständnis determiniert wird, das sowohl dem subjektiven wie objektiven Pflegebedarf der Pflegebedürftigen als auch einem zeitgemäßen professionellen Pflegeverständnis der Pflegenden widerspricht.

3. Pflege als professionelles Handeln?

vom Deutschen Pflegerat initiierten freiwilligen Registrierung von Pflegekräften werden dafür möglicherweise erste Impulse gesetzt. Insgesamt lässt sich festhalten, dass viele, zum Teil auf den ersten Blick vielleicht auch als eher unbedeutend einzuschätzende Punkte, die Schlussfolgerung erlauben, dass berufliche Pflege einen Autonomiezuwachs erfahren hat. Dennoch darf die faktische Handlungsautonomie der Pflegenden deswegen keinesfalls überschätzt werden. Es bleibt letztlich darauf zu schauen, wie und in welchem Ausmaß die einzelnen Pflegekräfte den ihnen zur Verfügung stehenden Handlungsrahmen für die autonome Gestaltung ihres pflegerischen Handelns nutzen.

Theoretisch-fachliche Expertise
Die Chance, dass Pflegekräfte in ihrem Handeln auf wissenschaftliches Wissen zurückgreifen können bzw. über eigene wissenschaftliche Expertise verfügen, ist in der Bundesrepublik Deutschland seit Beginn der 1990er Jahre deutlich gestiegen. Auch wenn bisher nur ein sehr geringer Teil der akademisch ausgebildeten Pflegenden in der direkten Pflege mit dem Patienten tätig wird, der überwiegende Teil der Absolventen in die eher patientenfernen Handlungsfelder Pflegepädagogik, Pflegemanagement und Qualitätssicherung (vgl. Gerlach 2005; Bollinger/Gerlach/Grewe 2006) ausweicht, hat systematisches Regelwissen sowohl in Form von Arbeitsmethoden als auch als Begründungswissen potentiell Eingang in das Denken und Handeln der Gesamtheit beruflich Pflegender finden können. Innerhalb ihrer Lehrtätigkeit vermitteln Pflegepädagogen als Multiplikatoren wissenschaftliche Theorien und Methoden. Pflegemanager und Qualitätsbeauftragte sind in der Lage, Arbeitsstrukturen in der direkten Pflege zu steuern und u.a. über die Einführung wissenschaftlicher Instrumente, Fort- und Weiterbildungsmöglichkeiten bzw. -verpflichtungen etc. die Qualität der Pflege vor Ort maßgeblich zu beeinflussen. In der Pflegethemen aufgreifenden Fachliteratur wird verstärkt auf die wissenschaftliche Fundierung der eingereichten Artikel geachtet. Der Anteil an originär pflegewissenschaftlichen Beiträgen nimmt in den an die Berufsgruppe der Pflegenden adressierten Publikationen (Fachbücher, Fachblätter, Verbandszeitschriften, etc.) zu.
Somit ergibt sich in der Konsequenz für alle Pflegenden – auch für diejenigen, die »nur« eine nicht-akademische Ausbildung vorweisen – mehr als

3. Pflege als professionelles Handeln?

nur die fiktive Chance der Teilhabe an der einsetzenden Verwissenschaftlichung. Wie und in welchem Ausmaß die hier beschriebenen Entwicklungen dazu beitragen, dass die einzelnen Pflegekräfte wissenschaftliche Expertise entwickeln und/oder systematisch im Alltag nutzen (können), kann an dieser Stelle aber nur höchst spekulativ gemutmaßt werden. Fest steht zum jetzigen Zeitpunkt, dass derzeit die Fundierung pflegewissenschaftlichen Wissens im Denken und Handeln der Berufsgruppe der Pflegenden keineswegs zuverlässig sichergestellt ist, sondern großteils eher vom Zufallsprinzip – der Aufgeschlossenheit und Wissbegierde der einzelnen Pflegekraft auf der einen Seite; begünstigenden oder erschwerenden Rahmenbedingungen auf der anderen Seite – geleitet ist.

Neben diesen drei Aspekten, auf denen professionelles Handeln fußt, hebt Oevermann in seiner Arbeit weitere inhaltliche Charakteristika professionellen Handelns hervor. Oevermanns Ansatz beinhaltet dabei Merkmale, die dem pflegerischen Selbstverständnis sehr nahe kommen (Isfort 2003a: 276). Der Anlass von Pflege konstituiert sich aus dem vom einzelnen Subjekt wahrgenommen und eingeforderten Bedarf an Hilfe bei einer Krisenbewältigung, die durch Pflegebedarf bzw. Pflegebedürftigkeit ausgelöst wird. Der pflegebedürftige Mensch benötigt in dieser Krise die stellvertretend deutende Unterstützung der Pflegekraft. Aufgrund ihrer Ausbildung verfügen professionell Pflegende über ein spezifisches Handlungs- und Wissensrepertoire, das dem Laien nicht zur Verfügung steht. Unter Berücksichtigung der spezifischen Krankheit, der Pflegebedürftigkeit, der Problemlage sowie der der individuellen und sozialen Situation des professionelle Unterstützung suchenden Menschen greift die Pflegekraft zur einzelfallbezogenen Problemlösung auf ihr Regelwissen zurück (Weidner 1999: 32). Die Verbindung von wissenschaftlichen Erkenntnissen – so z.B. pflegetheoretischer Grundlagen oder vorhandener Pflegekonzepte – pflegerischem Erfahrungswissen und hermeneutischem Fallverstehen macht die spezifische Expertise professionell Handelnder aus. Diese Expertise erlaubt professionell Pflegenden mehr als ein lediglich technisch-instrumentelles, tätigkeitsorientiertes Handeln auf der Basis standardisierten, tradierten Erfahrungswissens (vgl. Brühe/Rottländer/Theis 2004). Zugleich leistet sie einen Beitrag zur Ablösung der beruflichen Pflege aus einem – u.a. auf Wissensdifferenzen beru-

3. Pflege als professionelles Handeln?

henden bzw. hierüber legitimierten – Verhältnis der Unmündigkeit und Weisungsgebundenheit gegenüber dem ärztlichen Berufsstand.

Die in Kap. 3.2 aufgezeigten Grundlagen pflegerischen Handelns, das implizite wie explizite Selbstverständnis der Pflege beziehen sich auf eine patientenorientierte, aktivierende Pflege, die auf die Erhaltung, Wiederherstellung oder den Zuwachs der Verantwortung des Pflegebedürftigen zur Selbstpflege abzielt Die Realisierung einer patientenorientierten Pflege setzt hermeneutisches Fallverstehen und die Respektierung der Autonomie der Lebenspraxis des Pflegebedürftigen voraus. In wechselnden Situationen müssen zum Gelingen des Beziehungshandelns Nähe und Distanz zum Pflegebedürftigen immer wieder ausbilanziert werden. Die konkreten Handlungsvorschläge, die sich als mögliche Optionen in einer Pflegesituation ergeben, sind vor dem Hintergrund der persönlichen Lebenswelt des Pflegebedürftigen gegeneinander abzuwägen. Aus der Respektierung der autonomen Lebenspraxis des Pflegebedürftigen resultiert die Nicht-Standardisierbarkeit pflegerischer Handlungspraxis. „Pflege kann nicht routinisiert werden, es gibt wechselnde Anlässe und verschiedene ausgehandelte Ziele" (Abt-Zegelin 2002: 4). Systematisches Regelwissen gibt pflegerischem Handeln in der konkreten Situation eine Orientierung und begründende Hilfen zur Bewältigung des pflegerischen Alltags. Auf diese Weise trägt es nachhaltig zur Sinnkonstituierung professionellen pflegerischen Handelns bei. Patientenorientierung und die Anwendung von Regelwissen bilden damit sich auf den ersten Blick zwar ausschließende, letztendlich aber gegenseitig bedingende, konstituierende Elemente professionellen Pflegehandelns. Professionelles pflegerisches Handeln endet, wenn die beschädigte Autonomie des Pflegebedürftigen wieder hergestellt ist.

Zweites Zwischenfazit/ Präzisierung der Fragestellung

Das Erkenntnisinteresse dieser Arbeit beruht auf der Beobachtung, dass viele Pflegende von »professioneller Pflege« sprechen, wenn sie ihr berufliches Handeln beschreiben. Dabei stellt sich die Frage, welchen Professionalitätskriterien die Pflegenden folgen bzw. welches begriffliche Verständnis der Attribuierung ihres Wirkens als professionelle Pflege zugrunde liegt.

Die Betrachtung der klassischen Professionstheorien (Kap. 2) konnte im Rahmen der theoretischen Annäherung keinen entscheidenden Erklärungsbeitrag leisten. Mit einer perspektivischen Fokussierung auf die Charakterisierung der Angehörigen eines Berufsstandes lässt sich das beobachtete Phänomen nicht begreiflich machen.

In nachfolgenden neueren professionstheoretischen Ansätzen, wie z.B. der „Strukturlogik professionalisierten Handelns" von Oevermann (1996), wird dagegen das »praktische Handeln« der Akteure zum zentralen Untersuchungsgegenstand erhoben. Mit der in den neueren Professionstheorien vollzogenen Perspektivenverschiebung lässt sich die Problematik der theoretischen Erfassung professionellen Pflegehandelns in dieser Arbeit letztlich einer befriedigenden Lösung zuführen. Bei geringfügiger Modifizierung gibt der handlungsorientierte professionstheoretische Ansatz von Oevermann ein geeignetes theoretisches Gerüst und Analyseinstrument für den interessierenden Forschungsgegenstand ab.

Die Analyse impliziter wie expliziter Theoreme pflegerischen Handelns bestätigt die Wahl dieser Entscheidung. Die theoretische Auseinandersetzung mit den Grundlagen pflegerischen Handelns macht deutlich, dass Pflegehandeln als Option in vielfältigem Maße über inhaltliche Voraussetzungen der Professionalisierbarkeit verfügt.

Eine geringfügige Modifikation des Overmann'schen Konzeptes ist erforderlich, da Oevermann – in Übereinstimmung zur klassischen Professionstheorie – die akademische Ausbildung und berufliche Autonomie zur voraussetzenden Bedingung professionalisierten Handelns erklärt. Das vorrangige Interesse dieser Arbeit fokussiert aber nicht exklusiv auf das Handeln von Pflegeakademikern, die gegenwärtig zahlenmäßig nur eine Minorität der in der direkten Pflege tätigen Pflegekräfte stellen. Stattdessen wird das Handeln *aller* Pflegekräfte – unabhängig ob mit akademischer oder nicht-akademischer Ausbildung – betrachtet, da die sprachliche Verwendung des Begriffes der professionellen Pflege als Alltagsphänomen übereinstimmend bei allen zu beobachten ist. Für die endgültige Spezifizierung und Präzisierung der Fragestellung wird der Terminus »professionelles Pflege-

3. Pflege als professionelles Handeln?

handeln« daher in einer eigenen – sich eng an Oevermann anlehnenden – Arbeitsdefinition konkretisiert:

> *Die Professionalität pflegerischen Handelns äußert sich im konkreten praktischen Handeln zwischen Pflegekraft und Pflegebedürftigem. Die professionelle Leistung besteht darin, dass wissenschaftlich fundiertes Fachwissen von den Pflegekräften derart in der Pflegepraxis genutzt und flexibel gehandhabt wird, dass es der jeweiligen besonderen und individuellen Situation des Pflegebedürftigen entspricht bzw. gerecht wird. Die professionellem Handeln inhärente Beachtung und Würdigung des individuellen Falles, die Berücksichtigung der autonomen Lebenspraxis des Klienten, führt dazu, dass im Handeln selbst die vorhandenen theoretischen Kenntnisse unter der Zielsetzung einer bestmöglichen Problemlösung eine kritisch-reflektierte Übertragung bzw. Adaption auf den konkreten Einzelfall erfahren.*

Die zu Beginn dieser Arbeit anfänglich noch sehr offene Fragestellung erfährt somit eine abschließende Spezifizierung:

- Wie wird Pflege von den Pflegenden im Handlungsfeld Praxis, also in der unmittelbaren alltäglichen Arbeit mit pflegebedürftigen Menschen verstanden und praktiziert?
- In wie weit kann diese Pflege in Anlehnung an Oevermanns Kriterien professionellen Handelns und unter Berücksichtigung, dass das Gros der Pflegenden aufgrund ihrer Ausbildung nur in eingeschränktem Umfang über universalisiertes Regelwissen verfügt, als professionell bezeichnet werden?
- Ist eine so verstandene professionelle Pflege bei den Pflegepraktikern Handlungswirklichkeit oder eher (noch) eine Vision?

4 Methodisches Vorgehen

Im Rahmen der bisherigen, rein theoretischen Auseinandersetzung mit dem Thema ist es gelungen, die zu Beginn dieser Arbeit aufgeworfene Fragestellung zu präzisieren. Damit sind die Voraussetzungen für den empirischen Teil dieser Arbeit geschaffen.

Die Auswahl des methodischen Vorgehens muss die Besonderheit des Forschungsgegenstandes berücksichtigen. Pflegehandeln vollzieht sich im Kontext von Interaktionsprozessen zwischen Pflegebedürftigem und Pflegekraft. Hier repräsentiert sich Pflegehandeln als soziales Handeln, da es als menschliches Verhalten sinnhaft auf das Verhalten anderer Personen bezogen ist (vgl. Weber 1990). Um soziales Handeln in seiner Sinnhaftigkeit nachzuvollziehen – und nicht nur oberflächlich zu beschreiben – bedarf es eines qualitativen Forschungsansatzes.

Die theoretischen Vorannahmen zur »Strukturlogik professionalisierten Handelns« (Oevermann 1996) haben im theoretischen Teil dieser Arbeit eine Erweiterung bzw. Modifikation erfahren (vgl. Kap. 3). Entsprechend wird im Forschungsprozess mit theoretischen Vorannahmen über den Gegenstand an das Untersuchungsfeld herangetreten. Gleichzeitig bleibt der Forscher aber auch bei dieser Vorgehensweise im gesamten Procedere der Untersuchung weiterhin eine Haltung außerordentlicher Offenheit schuldig.

4.1 Gewinnung des Datenmaterials

4.1.1 Zur Untersuchungsgruppe

Theoretische Vorüberlegungen zur Sampel-Generierung
Für eine Untersuchung zur Professionalität von Pflegefachkräften im Alltag beruflichen Handelns kommen für die gewählte Erhebungsmethode grundsätzlich erst einmal alle Personen, die als direkt oder indirekt Beteiligte in das Geschehen des jeweiligen Pflegehandelns involviert sind, als mögliche Interviewpartner in Betracht. Neben den Pflegenden und Pflegebedürftigen

sind dies u.a. auch die Angehörigen sowie Akteure anderer an der Gesundheitsversorgung beteiligter Berufsgruppen.

Pflegehandeln konstituiert sich in der unmittelbaren Beziehung von Pflegenden und Pflegebedürftigen. Beiden Akteursgruppen kann demzufolge eine besondere Expertise zugeschrieben werden, wenn es um die Exploration des dieser Arbeit zugrunde liegenden Untersuchungsgegenstandes geht.[33] Für dieses Vorhaben fällt die Entscheidung, bei der Datenerhebung ausschließlich auf die Pflegenden zu fokussieren. Dies begründet sich so: Ihren das spezifische Forschungsinteresse erweckenden Impuls schuldet diese Arbeit der auffallenden Selbstverständlichkeit, mit der sich in den letzten Jahren berufliche Pflegende in wachsendem Maße als professionell Pflegende bezeichnen, ihrem eigenen alltäglichen Pflegehandeln Professionalität zuschreiben (vgl. auch Bartholomeyczik 2001). Es geht hier mehr um diffuse Selbstbeschreibungen denn Fremdbeschreibungen eines spezifischen Typus von Pflegehandeln. Daher müssen auch die Pflegenden selbst befragt werden.

In welchem Setting findet alltägliches Pflegehandeln statt? Einerseits in den klassischen, traditionellen stationären Versorgungseinrichtungen, wie es Krankenhäuser und Pflegeheime sind, andererseits – immer häufiger und mit wachsender Tendenz – im ambulanten Versorgungssektor, im Kontext der privaten Häuslichkeit und des sozialen Alltags der zu Pflegenden. Die mit dem sich verändernden subjektiven wie objektiven Versorgungsbedarf einhergehende starke Expansion des Pflegemarktes im ambulanten Sektor führt dazu, dass dort die Zahl der beruflich Pflegenden ansteigen wird. Es ist daher Intention, die quantitativ wie qualitativ wachsende Bedeutung, die Pflegehandeln im häuslichen Kontext des Pflegebedürftigen erfährt, bei der Rekrutierung der Untersuchungsgruppe zu berücksichtigen. Ein weiteres Motiv vorrangig ambulante Pflegekräfte in die Untersuchung einbeziehen zu wollen, liegt darin begründet, dass die aus der Literaturanalyse herausgearbeiteten professionstheoretischen Grundgedanken (Kap. 2 und 3) die hypothetische Annahme erlauben, dass das ambulante Setting besonders günstige äußere Rahmenbedingungen für professionelles Pflegehandeln bietet.

---

[33] Auch Veit (2004) und Weidner (2004) rekurrieren daher in ihren Untersuchungen zur Professionalität pflegerischen Handelns bei der Datenerhebung jeweils auf einen dieser beiden Personenkreise (s. auch Kap.1.1.3).

4. Methodisches Vorgehen

Als zusätzliches formales Ein- bzw. Ausschlusskriterium für die Bestimmung der Personen, die in dieser Arbeit bei der Datenauswertung Berücksichtigung finden, findet die vorliegende pflegerische Erstausbildung Beachtung. Es werden keine Personen mit einer Kranken- bzw. Altenpflege*hilfe*ausbildung berücksichtigt. Einen Ausschluss erfahren auch examinierte Altenpflegekräfte. Berücksichtigung finden damit ausschließlich Krankenpflegekräfte. Der Beruf der Krankenpflege (s. auch Kap. 1.1.2) hat nicht nur eine andere Berufstradition und -geschichte als der der Pflegehilfe bzw. der Altenpflege. Die Sozialisation in und durch den Beruf, Inhalte und Schwerpunkte der Ausbildung, berufliche Tätigkeiten in stationären Versorgungseinrichtungen etc. sind in der Vergangenheit sehr unterschiedlich gewesen.[34]

Sampel-Bildung

Zur Datengewinnung von der auf diese Weise näher bestimmten Erhebungs-Zielgruppe ist im weiteren Vorgehen anfänglich ein ausschließlicher Rückgriff auf Datenmaterial einer anderen Untersuchung, in der ambulante Pflegekräfte zum Unterstützungsbedarf chronisch kranker Menschen mit komplexem Medikamentenregime im Alltag befragt worden sind, erfolgt.[35] Hier-

---

[34] Weitreichende, inhaltliche und formale Annäherungen des Krankenpflege- und Altenpflegeberufes in den Bereichen Qualifizierung, Aufgabenprofil usw. sind mit dem Altenpflegegesetz 2003 eingeleitet worden.

[35] Die Möglichkeit zur Verwendung dieser Daten verdanke ich der AG Pflegewissenschaft/ Versorgungsforschung der Fakultät für Gesundheitswissenschaften an der Universität Bielefeld. Die Daten, auf die in dieser Arbeit unter dem Fokus einer neuen Fragestellung: »Professionelles Pflegehandeln im Alltag – Vision oder Wirklichkeit?« zur Sekundäranalyse zurückgegriffen wird, stammen aus dem vom Forschungsverbund NRW geförderten Projekt „Förderung des Selbstmanagements und der Adhärenz von chronisch kranken Patienten unter komplexen Medikamentenregimen", das zum Zeitpunkt der Erstellung der hier vorgestellten Untersuchung an der Fakultät für Gesundheitswissenschaften der Universität Bielefeld unter Leitung von Frau Prof. Dr. Schaeffer durchgeführt wurde. Hierbei handelt es sich um eine über den Zeitverlauf von 3 Jahren angelegte qualitative Longitudinalstudie, die die Herausforderungen und Probleme chronisch kranker Menschen bei der Bewältigung komplexer Medikamentenregime im Alltag untersucht. Die Studie ist multiperspektivisch angelegt: Über leitfadenunterstützte narrative Patienteninterviews wird die individuelle Sicht der Patienten erfasst. Zudem werden leitfadengestützte Experteninterviews mit Ärzten, Apothekern und examinierten Pflegekräften geführt. Darüber hinaus ergänzen fokuszentrierte Interviews mit zwei Selbsthilfegruppen das Datensample. Methodisch wird das Forschungsprojekt auf der Basis der *Grounded Theory* durchgeführt.

4. Methodisches Vorgehen

für sprachen inhaltliche und methodische Vorüberlegungen: Inhaltlich beruht diese Entscheidung zum einen auf der begründeten Annahme, dass die Tätigkeit in der ambulanten Pflege aufgrund der dort vorzufindenden strukturell-institutionellen Rahmenbedingungen größere Gestaltungsspielräume für die Pflegenden aufweist. Pflegende verfügen (und benötigen) dort zudem gegenüber ihren Kollegen in der traditionellen stationären Akutversorgung über einen höheren Grad an Handlungsautonomie. Pflege im ambulanten Setting spiegelt zudem das Praxisfeld pflegerischen Handelns wider, dem zukünftig in besonderem Maße eine wachsende Bedeutung in der, bzw. für die Versorgung der Pflegebedürftigen zukommt. Letztendlich finden sich im Sektor der ambulanten Pflege verstärkt die sich an die Pflege stellenden neuen Anforderungen und Aufgaben, zu denen ausdrücklich auch die Leistung eines wesentlichen Beitrages zur Sicherstellung von Kontinuität und Integration der Versorgung zählt.

Der Rückgriff auf die innerhalb des gerade beschriebenen Forschungsprojektes geführten Interviews mit Pflegenden hat darüber hinaus für das Anliegen dieser Arbeit auch methodisch einen unschätzbaren positiven Effekt: Die Pflegekräfte, die ihre Sichtweise auf spezifische Problemlagen und Bewältigungsanforderungen von chronisch kranken Menschen schildern, können sehr offen und frei sprechen. Durch den inhaltlichen Fokus der Interviews können sie thematischen Handlungskontext aus einer versachlichenden analytischen Distanz betrachten. Sie sind abgelenkt von dem durch hohe subjektive Nähe ausgelösten Drang zur durchgängigen kritisch-reflexiven Selbsthinterfragung ihres individuellen Pflegehandelns und/oder ihres beruflichen Selbstverständnisses. Demzufolge geraten sie aufgrund der Fragestellung auch nicht unter den normativen Druck, sozial erwünschte Aussagen zu ihrem Pflegehandeln zu machen. Für die Untersuchung professionellen Pflegehandelns im »hier und jetzt« würde eine solche »Bias« die Datenauswertung erheblich erschweren. Dessen ungeachtet sind die Interviewten aufgrund ihrer Expertise als Pflegende im Rahmen ihrer Berufsausübung alltäglich unmittelbar in die Versorgung der das Forschungsprojekt interessierenden »Patientengruppe« einbezogen. Die erhobenen Daten erlauben daher immer auch zugleich Rückschlüsse auf die in der Sekundäranalyse interessierende – und im Datenmaterial zum Ausdruck kommende – spezifische Qualität des jeweiligen Pflegehandelns.

4. Methodisches Vorgehen

Die im Rahmen des Forschungsprojektes vorgenommene Fokussierung auf die Problemlagen und den Unterstützungsbedarf von chronisch Kranken mit komplexem Medikamentenregime birgt trotz aller beschriebenen Vorteile aber gleichzeitig auch eine Einschränkung für das geplante Vorhaben der Verwendung der Daten zur Sekundäranalyse. Der in der originären Untersuchung gesetzte Schwerpunkt auf den Unterstützungsbedarf chronisch Kranker mit komplexem Medikamentenregime bei der Alltagsbewältigung betont – möglicherweise ungewollt – das Medikamentenregime in einer Art und Weise, in der eine vorläufige Akzentuierung der Interviews auf medizinisch-therapeutische Aspekte begünstigt wird. Andererseits bietet sich hier unter professionstheoretischen Gesichtspunkten eine ausgezeichnete Chance anhand des Datenmaterials zu analysieren, ob und wie Pflegende sich in ihrem Denken und Handeln von der einst traditionellen Rolle des unselbständigen medizinischen Heilhilfsberufes gelöst haben.

Die literaturanalytische Auseinandersetzung mit den Themen Profession, Professionalisierung und Professionalität sowie erste Datenanalysen des zur Verfügung gestellten Sekundärmaterials aus den im Kontext einer anderen Forschungsfrage geführten Interviews haben dann im Verlauf der Arbeit jedoch zunehmend zu der Bewertung beigetragen, dass für die dem Forschungsinteresse zugrunde liegende Fragestellung das vorliegende Material nicht in ausreichendem Maße genügt. Um der angestrebten Tiefe und Qualität des Forschungsvorhabens gerecht zu werden, sind daher im Rahmen eines neuen Untersuchungsdesigns ergänzende Daten erhoben worden. Als zusätzliche empirische Kriterien sind dabei zum Zwecke der Datenkontrastierung die Merkmale »absolviertes pflegewissenschaftliches Studium« und »stationärer Einsatzbereich« aufgegriffen worden.

Alle Teilnehmer der zweiten Untersuchungsgruppe arbeiten in Institutionen, die dem stationären Versorgungssektor zugerechnet werden. Mit der Festlegung, in der Untersuchung ausschließlich Pflegende zu berücksichtigen, die im unmittelbaren Praxisfeld Pflege tätig sind, also alltäglich in direkten pflegerischen Handlungssituationen mit Patienten stehen, hat sich die Gewinnung für das Untersuchungsdesign geeigneter Pflegefachkräfte insgesamt als äußerst problematisch erwiesen. Anfragen an Fachhochschulen, innerhalb von Pflegenetzwerken und Arbeitsgruppen, Pflegedienstleitungen institutioneller Versorgungsanbieter, etc. sind bei der Bitte um Hilfestellung

4. Methodisches Vorgehen

bei der Kontaktherstellung zu praktisch Pflegenden mit pflegewissenschaftlicher Qualifikation zumeist abschlägig beantwortet worden. Man ist grundsätzlich gerne bei der Ermittlung behilflich; entsprechende Personen, die in der direkten, patientenbezogenen Pflegepraxis arbeiten, sind aber nicht bekannt.[36]

Deskription der Untersuchungsgruppe(n)
Bei den zur Sekundäranalyse zur Verfügung gestellten Datensätzen handelt es sich um insgesamt neun Experteninterviews, die mit dreijährig ausgebildeten Pflegekräften, die im ambulanten Versorgungssektor tätig sind, geführt worden sind. Zwei Interviews können anhand der skizzierten, formal gesetzten Ein- bzw. Ausschlusskriterien in der geplanten Datenanalyse nicht berücksichtigt werden, da die beruflichen Pflegequalifikationen im Rahmen einer Altenpflegeausbildung erworben worden sind. Es verbleiben somit aus dieser Erhebungsgruppe sieben Pflegekräfte. Ergänzung erfährt diese Untersuchungsgruppe durch die Einbeziehung der Daten von sechs weiteren Pflegekräften, die im Gegensatz zu den ersteren jeweils über einen pflegewissenschaftlichen Hintergrund verfügen und deren Berufsalltag in stationären Bereichen verschiedener Institutionen stattfindet.

Zu den insgesamt bei der Datenauswertung berücksichtigten dreizehn Interviewten zählen zehn Frauen und drei Männer. Das Alter der Befragten liegt zwischen 23 Jahren und 53 Jahren. Hinsichtlich des Alters zeigen sich keine markanten Verteilungsunterschiede zwischen den Versorgungssektoren, in denen die Pflegenden tätig sind. Mehr als die Hälfte der befragten ambulanten Pflegekräfte verweist in den Angaben zu ihrer Berufsbiografie darauf, vor ihrer gegenwärtigen Tätigkeit ebenfalls mehrere Jahre in unterschiedlichen Fachbereichen stationärer Einrichtungen der medizinischen Akutversorgung tätig gewesen zu sein.[37] Umgekehrt verfügt bei den statio-

---

[36] Diverse Studien, die sich u.a. mit dem Verbleib von Pflegeakademikern beschäftigen, bestätigen diesen Sachverhalt in der Tendenz (vgl. Veit 2004; Gerlach 2005). Den an die Akademisierung geknüpften hohen Erwartungen für die Implementierung pflegewissenschaftlichen Wissens in die Praxis kann allerdings bei fehlender Rückkehr wissenschaftlich qualifizierter Pflegekräfte in die unmittelbare Pflegepraxis nicht bzw. nur sehr eingeschränkt entsprochen werden.

[37] Beruht die Entscheidung, in die ambulante Pflege zu wechseln, möglicherweise auf dem Wunsch oder der Erwartung dort bessere Optionen für das eigene Pflegehandeln und

4. Methodisches Vorgehen

när tätigen Pflegekräften mit pflegewissenschaftlicher Qualifizierung ausschließlich die Interviewpartnerin, die derzeit in einem gerontopsychiatrischen Wohnbereich tätig ist, über Pflegeerfahrung im ambulanten Bereich. Die praktische Berufserfahrung nach Ausbildungsabschluss liegt zwischen 3 Monaten und 32 Jahren. Detaillierte und umfassende Angaben über den Stundenumfang der Berufstätigkeit (Voll- oder Teilzeitbeschäftigung), die Teilnahme an qualifizierenden Fort- und Weiterbildungen nach Abschluss der Ausbildung etc. liegen von den ambulant tätigen Pflegekräften nicht vor. Bei den im stationären Bereich arbeitenden Pflegenden fällt auf, dass die im Akut-Bereich Tätigen jeweils nur im zeitlichen Umfang einer »halben Stelle« arbeiten. Die Stundenreduktion ist ursprünglich durch die Aufnahme des pflegewissenschaftlichen Studiums entstanden, ist aber auf eigenen Wunsch im Anschluss daran beibehalten worden. Alle vier sehen ihre derzeitige praktische Pflegetätigkeit als ein im Prinzip gern vermiedenes Interim auf der Suche nach einer ihnen geeignet erscheinenden Tätigkeit »fern ab vom Krankenbett« an; bzw. in einem Fall als – befristet gedachte – praktikable Zwischenlösung, um die Finanzierung einer weiterführenden wissenschaftlichen Qualifikation sicherzustellen. Die beiden anderen, in Vollzeit beschäftigten pflegewissenschaftlich qualifizierten Pflegekräfte arbeiten in Institutionen, die nicht den Auftrag medizinischer Akutversorgung haben. Für sie, deren Arbeitszeit zu ca. 50% mit der Wahrnehmung »patientenferner« Leitungsfunktionen beansprucht ist, stellt die derzeitige Tätigkeit keine Interimslösung dar. Sie betonen ausdrücklich den Wunsch der Integration direkter praktischer Pflegearbeit in ihren Berufsalltag, können sich aber nichtsdestotrotz für ihre berufliche Arbeit auch keine ausschließliche Pflegetätigkeit mehr vorstellen.

4.1.2 Das leitfadengestützte Interview als Erhebungsinstrument

Im Rahmen qualitativer Sozialforschung kann zur Datengewinnung auf eine große Vielzahl unterschiedlicher Methoden wie z. B. das Interview, die Be-

---

die Arbeit mit den Patienten zu finden? Leider erlaubt das vorhandene Datenmaterial nur ungenügend Rückschluss zur Beantwortung der für die Fragestellung hoch interessanten Frage.

obachtung, die Text- bzw. Dokumentenanalyse etc. zurückgegriffen werden (Bortz/Döring 2003; Flick 2004). Qualitative Interviews bieten sich vor allem dann an, wenn themen- bzw. problemfokussierte Äußerungen und Gedankengänge in ihrer spezifischen Tiefe oder sinnerschließend analysiert werden sollen. Eine zu diesem Zweck häufig angewandte Form der Datenerhebung ist das semi-strukturierte Interview. Hierbei wird ein Interviewleitfaden entwickelt, der die für das Forschungsinteresse wichtigen Themenkomplexe aufgreift, den groben Rahmen der Interviews vorgibt, aber dennoch die Möglichkeit lässt, individuell auf unterschiedliche Situationen im Interview zu reagieren. Die für die Sekundäranalyse verwendeten Daten wie auch das im fortschreitenden Verlauf der Untersuchung ergänzend erhobene Datenmaterial sind unter dem Einsatz leitfadengestützter Experteninterviews entstanden. Die zugewiesene Expertenrolle der Interviewten beruht in dieser Arbeit, wie in der des vorgestellten Forschungsprojektes auf einer im Rahmen der Berufsausübung stattfindenden – Pflegehandeln konstituierenden – spezifischen Interaktion der Pflegenden mit den Pflegebedürftigen. Im Unterschied zu bspw. biografischen Interviews

> bildet bei Experteninterviews *nicht* die Gesamtperson den Gegenstand der Analyse, d.h. die Person mit ihren Orientierungen und Einstellungen im Kontext des individuellen oder kollektiven Lebenszusammenhangs. Der Kontext, um den es hier geht, ist ein organisatorischer oder institutioneller Zusammenhang, der mit dem Lebenszusammenhang der darin agierenden Personen gerade nicht identisch ist und in dem sie nur einen „Faktor" darstellen. (Meuser/Nagel 2002: 71)

Der für die Interviews mit den Pflegepraktikern mit pflegewissenschaftlichem Hintergrund entwickelte semi-strukturierte Leitfaden beruht inhaltlich auf der vorausgegangenen literaturanalytischen Beschäftigung mit dem Thema »professionelles Pflegehandeln« und den sich im Laufe des Forschungsprozesses neu ergebenden Fragen und Erkenntnissen. Einerseits sollen sich mit Unterstützung des Fragebogens die »Strukturelemente professionellen Handelns« erfassen lassen können, andererseits gilt es dem im Rahmen qualitativer Sozialforschung für die Erkenntnisgewinnung so wichtigen Potential der Offenheit des Forschungsprozesses gerecht zu werden. Die Gefahr unbeabsichtigter Suggestivfragen, die möglicherweise dazu führen, dass die Interviewten sich veranlasst sehen, eine idealisierte aber möglicherweise

4. Methodisches Vorgehen

alltagsfremde Beschreibung ihres Pflegehandelns zu geben, müssen in diesen Interviews ebenfalls berücksichtigt werden.

Der Leitfaden beginnt mit einer erzählgenerierenden Einstiegsfrage. Die Interviewten sollen Ihre Arbeit als Pflegekraft an einem für sie typischen Arbeitsalltag beschreiben. Die Frage zielt auf die Erfassung des äußeren Kontextes pflegerischen Handelns, sowie auf eine Annäherung an das subjektive Verständnis von Pflegehandeln. Weitere im Leitfaden antizipierte und als Themenblöcke in allen der erhobenen Interviews berücksichtigte Fragestellungen sind:

- Was beeinflusst im Alltag die Art und Weise Ihres Pflegehandelns?
- Welche Orientierungspunkte/Entscheidungsgrundlagen werden von Ihnen für die Pflege am konkreten kranken bzw. pflegebedürftigen Menschen verwendet?
- Gibt es Gesichtspunkte, die beim Pflegehandeln/ bei Ihrem Pflege handeln im Berufsalltag besonders viel bzw. besonders wenig Berücksichtigung erfahren?
- Wie würden Sie Pflege gerne durchführen, wenn Sie die entsprechende Möglichkeit dazu bekämen?
- Sie haben Pflegewissenschaft studiert. Hat sich Ihr Pflegehandeln in der Praxis dadurch gegenüber vorher verändert?

Nach telefonischer Kontaktaufnahme und Zustimmung der Teilnahme an dem Forschungsvorhaben, sind mit den Interviewpartnern Termine für die Interviews vereinbart worden. Vier der Interviews sind außerhalb der Dienstzeiten der Pflegenden in ruhigen, von den Stationen abgelegenen Räumlichkeiten der jeweiligen Einrichtung durchgeführt worden. Zwei wurden als Telefoninterviews geführt. Mit Einverständnis der Pflegenden und unter Zusicherung auf Vertraulichkeit der Daten (entsprechend dem ethischen Forschungskodex), sind die Interviews auf einem akustischen Datenträger aufgezeichnet und danach – unter Verzicht auf die Berücksichtigung aufwändiger Notationssysteme – verschriftlicht worden. Um die beiden Untersuchungsgruppen in der Auswertung und Darstellung des Datenmaterials respektive voneinander unterscheiden zu können, wird ihnen ein differenzierendes Kürzel zugewiesen: „E" steht für die ambulant tätigen Pflegekräfte, die im Rahmen des Forschungsprojektes als Experten befragt worden sind; „PW" für die in der eigenen Erhebung befragten Pflegekräfte mit zusätzlicher pflegewissenschaftlicher Qualifikation.

4.2 Auswertung des Datenmaterials

Die vorangegangene Literaturanalyse und die hier bereits in ersten Schritten vorgenommene theoretische Annäherung an Merkmale professionellen Pflegehandelns, sowie eigene berufliche Erfahrungen in unterschiedlichen »Handlungsfeldern« der Disziplin Pflege (vgl. hierzu Weidner 1999) haben eine erhöhte theoretische Sensibilität für die Analyse der Daten gefördert. Eine darüber hinausgehende Weiterentwicklung erfährt die für die Forschungsdurchführung unentbehrliche theoretische Sensibilität dann im fortgesetzten Prozess von Datenauswertung und weiterer Datenerhebung. Theoretische Sensibilität

> bezieht sich auf die Fähigkeit, Einsichten zu haben, den Daten Bedeutung zu verleihen, die Fähigkeit zu verstehen und das Wichtige vom Unwichtigen zu trennen. [...] Erst die theoretische Sensibilität erlaubt es, eine gegenstandsverankerte, konzeptuell dichte und gut integrierte Theorie zu entwickeln – und zwar schneller, als wenn diese Sensibilität fehlt. (Strauss/Corbin 1996: 25)

Durch axiales, also offenes Kodieren werden die vorhandenen Daten in einem ersten Schritt aufgebrochen. Dabei werden die ersten zwei Interviews vollständig sequentiell – also durchgängig Satz für Satz am Transkript entlang – interpretiert. Erst im weiteren Verlauf und mit fortschreitender Verdichtung der den Passagen zugeordneten Kodes, die zur Bildung von übergeordneten Kategorien, bzw. Themen führen, wird in wachsendem Maße von der Vorgehensweise einer »line-by-line« Analyse abgewichen und immer stärker themenbezogen quer durch das Material gegangen. Während des Auswertungsprozesses findet zum Teil ein Pendeln zwischen Datenerhebung und Datenauswertung statt.[38] Gleichzeitig ist der Interpretationspro-

---

[38] So hat sich im Rahmen der Datenauswertung sehr früh die Notwendigkeit gezeigt, das Sekundärmaterial mit eigenen Datenerhebungen zu erweitern.

4. Methodisches Vorgehen

zess durch eine ständige Wechselbeziehung zwischen der konkreten Beschäftigung mit dem Material und den daraus gebildeten Kodes und Kategorien gekennzeichnet. Dies dient einerseits zur Überprüfung und evtl. erforderlichen Korrektur der aus dem Datenmaterial entwickelten Kategorien[39], andererseits aber gleichzeitig auch der angestrebten theoretischen Verdichtung und Sättigung. Des gleichen findet wiederkehrend eine reflektierende Besinnung auf die vorab theoretisch erarbeiteten Wesensmerkmale professionalisierten (Pflege-)Handelns statt.

Insgesamt zeigen sich bei der Datenauswertung übergeordnete gemeinsame Wissensbestände, die zur akzentuierenden Bildung von fünf übergeordneten Hauptkategorien bzw. Themenschwerpunkten führen. An diesen können im Anschluss an die Auswertung die Ergebnisse der Datenanalyse aufgezeigt werden. In diesen Themenschwerpunkten finden sich – in der Sprache der Interviewten – auch die in Kap. 3 erarbeiteten Kriterien professionellen Handelns wieder. Die sich bei der Dateninterpretation der einzelnen Interviews immer stärker herauskristallisierende Dichotomisierung der Sinninterpretation pflegerischen Handelns führt im späteren Verlauf der Datenauswertung zur analytischen Bildung zweier idealtypisch verstandener Handlungsspezies. Zum Ende der Datenauswertung sind alle Interviews noch einmal einzeln darauf betrachtet worden, welchem dieser beiden Handlungsrubriken sie von ihrem Wesen her zuzurechnen sind. Die schriftliche Darstellung der Datenanalyse und Interpretation erfolgt anhand dieser beiden Rubriken und der fünf im und aus dem Material gebildeten Hauptkategorien.

---

[39] Die Kategorienbildung erfolgt vornehmlich explorativ „aus der Sprache" des Datenmaterials. Dies erklärt sich aus dem Ziel qualitativer Inhaltsanalyse „die manifesten und latenten Inhalte des Materials in ihrem sozialen Kontext und Bedeutungsfeld zu interpretieren, wobei vor allem die Perspektive der Akteure herausgearbeitet wird" (Bortz/Döring 2003). Es wird an dieser Stelle aber nochmals darauf hingewiesen, dass die im theoretischen Teil der Arbeit explizierten Kriterien professionellen Handelns dem gesamten Forschungsprozess eine wichtige Orientierung geben.

5 Datenanalyse und Interpretation der Experteninterviews

Bei der Analyse der beiden Datensätze polarisieren sich bei den Interviewten zwei Handlungscharaktere heraus, die in essentiellen Punkten voneinander divergieren. Unter den Bezeichnungen »Handeln als Verrichtung« bzw. »Handeln als Beziehungsgestaltung«[40] werden sie im Folgenden idealtypisch als dichotome Pole auf dem möglichen Kontinuum des von beruflich Pflegenden im Alltag wahrgenommenen Handlungsspektrums gefasst. Die Kategorisierung erfolgt gleichermaßen in Anlehnung an das Material wie an die theoretischen Vorüberlegungen, mit denen an das Material herangegangen wird.

5.1 Das Gros der Pflegenden – Handeln als Verrichtung

Bei der Mehrheit der Interviewten lässt sich bei der qualitativ-empirischen Datenanalyse eine übereinstimmende Gemeinsamkeit von Handlungsmerkmalen beobachten. Die spezifische Charakteristik dieses Handelns wird im Rahmen dieser Arbeit pointiert zusammengefasst und unter den analytischen Typus des »Handelns als Verrichtung« subsumiert. Insgesamt neun der dreizehn in beiden Datensätzen betrachteten Pflegekräfte weisen eine hohe Affinität zu diesem nachfolgend näher explizierten Handlungstyp auf. Es handelt sich um drei der sechs interviewten Pflegekräfte mit zusätzlicher pflegewissenschaftlicher Qualifizierung, die allesamt in stationären Bereichen ihrer beruflichen Pflegearbeit nachgehen und sechs der insgesamt sieben in der ambulanten Versorgung tätigen, nicht-akademisch ausgebildeten Pflegeexperten, deren Daten aus dem in Kap. 4 beschriebenen Forschungsprojekt stammen.

---

[40] Die getroffene Wahl der Bezeichnungen erschließt sich deutlich im inhaltlichen Kontext der nachfolgenden Teilkapitel, wird aber auch im Ergebnisteil noch einmal aufgegriffen.

5. Datenanalyse und Interpretation der Experteninterviews

5.1.1 Gestaltungsspielräume

Die Handlungsspielräume werden nach dem Erleben dieser Gruppe Pflegekräfte stark durch äußere Rahmen und Strukturen vorgegeben und abgesteckt. Fixpunkte pflegerischen Handelns definieren sich dabei insbesondere durch Zeitmarkierungen. Hierbei handelt es sich zum einen – gerade auch in den stationären Versorgungsbereichen – um feste Essenszeiten: „Und ähm im Grunde richtet sich alles finde ich mehr oder weniger am Essen aus" (PW 2/65-67), „ so dass wir wesentlich zum Frühstück eigentlich alles, ähm ja was länger dauert am Patienten, durchhaben" (PW 3/22f.). Zum anderen erfolgt beispielsweise eine Strukturierung des Arbeitsalltag der Pflegekräfte bzw. ihre Handlungsausrichtung nach zeitlichen Vorgaben, die sich z.B. aus der dem Patienten verordneten Medikation und der hiermit verbundenen therapeutischen Erfordernis der Einhaltung einer regelmäßigen Verabreichungs- bzw. Einnahmezeit ergeben. „Also, es bringt ja nichts zu jemanden um sieben zu kommen, wenn der um halb elf seine Medikamente nehmen soll" (E 5/78-80). „Gut, morgens kommen wir dann, versuchen natürlich auch superpünktlich zu sein. Weil die Regelmäßigkeit ist ja nun mal das A und O" (E3/34-37).

In nahezu allen Interviews zeigt sich, dass das Handeln der Pflegenden sich sehr stark nach *fremdbestimmten* zeitlichen Terminierungen richtet. Die durchweg starke und scheinbar unwidersprochen hingenommene Beachtung dieser zeitlichen Restriktionen des Gestaltungsspielraums erscheint unter mehreren Gesichtspunkten beachtenswert:

Zum einen sind weder die Pflegebedürftigen noch die Pflegekräfte an diesbezüglichen Aushandlungsprozessen beteiligt: „Uns wurde eigentlich von Anfang an immer klar gemacht, wie wichtig es ist […] und deswegen […] läuft es auch sehr gewissenhaft" (E 5/19-26). Zum anderen nehmen die Pflegenden die zeitlich-strukturellen Beschränkungen ihrer Handlungsautonomie im Praxisalltag teilweise hin, ohne dass ihnen diese bisher ausdrücklich bewusst geworden ist: „Es ist alles irgendwie an den Essenszeiten ausgerichtet. Das find ich jetzt auch komisch irgendwie" (PW 2/76f.).

Des Weiteren wird selbst dann nicht von der akribischen Beachtung Handlungsabläufe determinierender Zeiten abgewichen, wenn diese – von außen betrachtet – eigentlich ein Absurdum darstellen. Zum Teil bleibt den

5. Datenanalyse und Interpretation der Experteninterviews

Pflegenden die inhärente Paradoxie verschlossen. In den Äußerungen einer der interviewten Pflegekräfte wird dieser – von ihr nicht erkannte – Widerspruch sehr deutlich:

> Dass wir zum Beispiel zweimal täglich die Patienten anfahren zwei- bis dreimal täglich und auch zu den gegebenen Uhrzeiten, wenn sie dann auch ihre Medikamente nehmen müssen. […] Dass man das halt schon immer zeitnah macht. […] Es gibt ja auch immer Patienten, ähm, denen man die Tabletten in die Hand drücken muss, ne, wobei wir im Moment niemanden davon haben. (E 5/72-86)

Trotz der im Rahmen des subjektiven wie objektiven Versorgungsbedarfs zu diesem Zeitpunkt fehlenden Notwendigkeit, die Patienten zeitnah zur Medikamenteneinnahme aufzusuchen, erkennt diese Pflegekraft ihren durch die Selbständigkeit der Patienten ermöglichten Gestaltungsfreiraum nicht. Unreflektiert hält sie an der – in dieser Situation reell nicht erforderlichen – zeitlichen Determinierung ihrer Handlungsvollzüge fest. Aber auch die Pflegenden, die in Ansätzen entsprechende Paradoxien in ihrem alltäglichen Handeln erkennen: „Gut morgens kommen wir, aber den Rest des Tages, was dann passiert, wies passiert, ne (?)" (E 3/94-97), verharren unverändert in einer scheinbar tief verwurzelten »Gebundenheit« an zeitliche Akkuratesse und Normierung, versuchen „superpünktlich" (E 3/35) zu sein.

Neben der beschriebenen ausgeprägten zeitlichen Vorstrukturierung des Handelns, wird der Gestaltungsspielraum in der Wahrnehmung der Pflegenden in negativer Weise durch ökonomische Faktoren beeinflusst. Gerade bei den im ambulanten Versorgungssektor tätigen Pflegekräften liegt ein problematisierendes Bewusstsein ökonomischer Sachzwänge vor:

> weil die Krankenkassen mehr nicht genehmigen. Und der Patient dann auch finanziell nicht in der Lage ist äh, den restlichen Beitrag selbst dazuzufördern, da geht es also schon los. Ne (?). Das ist also so ne Hauptproblematik. (E 3/24-32)

Die fehlende bzw. unzureichende Finanzierung von Gesundheitsdienstleistungen führt aus Sicht der Pflegenden zu einer unzureichenden Versorgung der Pflegebedürftigen. „Besonders schlimm is es eben bei diesen chronisch alten Patienten, es is aber auch ganz schlimm äh bei Tumorpatienten et cetera pp" (E 1/228-230). Dass gerade Patienten mit einem erhöhten subjektiven und objektiven Versorgungsbedarf von den gesundheitsökonomischen Auswirkungen besonders betroffen sind, löst bei den Pflegenden neben Unverständnis vor allem emotionale Reaktionen aus: „Das is richtig bitter" (E 1/231). „Also ich finde das immer ganz schrecklich, wenn die Menschen da so völlig im Stich gelassen werden (E 3/357-359).

Da Verordnungen von Pflegeleistungen nach Meinung der Pflegekräfte nicht im für den Pflegebedürftigen erforderlichen Ausmaß erfolgen, unternommene Aushandlungsprozesse „hab da mit ihrem Hausarzt Rücksprache gehalten" (E 3/210f.) aber letztendlich an den Leistungsträgern scheitern „die Krankenkasse verordnet ja nicht mehr [...], das wird nicht genehmigt" (E 3/213-215), steht in Schlussfolgerung für die notwendigen Pflegeleistungen kein ausreichendes Zeit- und Handlungskontingent zur Verfügung. Angesichts der ökonomischen Restriktionen zeigt sich bei den befragten Pflegekräften auf Sicht vor allem eine fatalistische, Gehorsam erweisende Resignation in die Gegebenheiten: „Kann ich also eh nichts machen" (E 3/217), „uns sind natürlich da die Hände gebunden, wir dürfen nur bis zu einem gewissen Punkt agieren und alles andere" (E 3/235-239).

Der aus der wahrgenommenen Inkongruenz von Versorgungsbedarf und Versorgungsangebot resultierende Konflikt der Pflegenden scheint aber gerade im ambulanten Sektor mit einer sich in die Gegebenheiten einfügenden bzw. unterordnenden Haltung dennoch keiner endgültigen Lösung zugeführt zu sein:

> Die Pflegedienste oder die Personen, die dann bei solchen Patienten, die ganz auf sich allein gestellt sind, die dann einmal am Tag vor Ort sind, die machen meistens sowieso schon mehr, als sie eigentlich sollen, dürfen oder wie auch immer, weil ja [...]. (E 3/352-357)

Auch wenn im Rahmen dieser Feststellung keine explizite Aussage mehr zu den Gründen dieser vom Charakter her unentgeltlich, und damit am Rande der originären Erwerbstätigkeit erbrachten, nicht abrechenbaren »Mehrarbeit« gemacht wird, können hierfür mit hoher Wahrscheinlichkeit die geschilderten emotionalen Konflikte als Auslöser verstanden werden. Auffällig ist, dass hier unter den Bedingungen diffuser, altruistisch motivierter Schuldgefühle der »öffentliche«, aber formal beschränkte Handlungs- und Gestaltungsspielraum pflegerischen Handelns verlassen wird. Es kommt zu einer Vermischung von berufsförmig und »nicht-öffentlich«, also privat erbrachter Arbeit. Der Rückgriff auf außerberufliche Handlungsspielräume scheint für diese Pflegekräfte die einzig realisierbare Möglichkeit für die Erweiterung ihres eingeengten pflegerischen Gestaltungsspielraums zu sein. Infolge des Ökonomisierungsdrucks schlägt ihr Handeln damit eine Richtung ein, die tendenziell der Tradition vorberuflicher Pflege entspricht (vgl. Kap. 1.2).

Die äußeren Rahmenbedingungen des offiziell im Rahmen des Berufes ausgeübten Pflegehandelns haben, wie beschrieben, erheblichen Einfluss auf den wahrgenommenen Gestaltungsspielraum der Pflegenden. Die Motivation, innerhalb des als beschnitten erlebten Wirkungskreises Handeln aktiv zu gestalten, verbliebene Handlungsspielräume voll auszunutzen, verliert sich vor diesem Hintergrund:

> Man hat sich das abgewöhnt. [...] Weil wenig Zeit da ist. Und wenig Möglichkeiten. [...] Oder man wird irgendwann stumpf und merkt es vielleicht auch auch nicht mehr. So vielleicht ähm, man könnte vielleicht noch mehr machen; auch in diesem engen zeitlichen Rahmen, aber man wird vielleicht stumpf. Man rennt auch manchmal wie durch so einen Tunnel und macht es halt. (PW 3/91-100)

Statt kritisch-reflektiert zu agieren, reagieren die Pflegenden nur noch. Man »macht es halt«. Ein derartiges pflegerisches Handeln entspricht seinem Charakter tendenziell nicht mehr dem Wesen sozialen Handelns in einer sozialen Beziehung, sondern wird vornehmlich auf Handeln und Verhalten reduziert (vgl. Weber 1990).

5.1.2 Orientierungs- und Begründungsfolien pflegerischen Handelns

Die für die Art und Weise des Handelns in der im vorangegangenen Kapitel zitierten Äußerung einer Pflegenden deskriptiv verwendete Metapher des Tunnels lädt zu einer Assoziation ein: Für das Handeln ist eine klare Richtung vorgegeben, es gibt nur einen Weg. Alternativen, Abweichungen etc. sind durch die Begrenzungen unmöglich. Mit der Dunkelheit eines Tunnels verbindet sich zudem ein Verlust an Orientierungsmöglichkeiten, ebenfalls mit erheblichen Auswirkungen auf verbleibende Handlungsressourcen. Im übertragenen Sinn können die äußeren Rahmenbedingungen als die Tunnelwände verstanden werden. Die Einengung des Gestaltungsspielraums, die starre Routine des Tagesablaufs ermöglichen den Pflegenden neben Orientierung: „so das wesentlich zum Frühstück eigentlich alles..., ja was länger dauert am Patienten durchhaben" (PW 3/22f.) auch erhöhte Handlungssicherheit: „man weiß irgendwie schon was als nächstes passiert. Und wenn das alles gleichzeitig und es sich überschneidet, dann wird's halt unübersichtlich" (PW 2/56-59). Die Orientierung an äußeren Rahmenbedingungen wie z.B. zeitlichen Fixpunkten ist auch hier dominant. Sie können in ihrer Bedeutung damit nicht nur als Belastung (Kap. 5.1.1) sondern gleichermaßen auch als Entlastung verstanden werden.

Neben der dargelegten Dominanz impliziter wie expliziter zeitlicher Handlungsnormen, erfährt pflegerisches Handeln bei den Interviewten auch durch tätigkeits- und krankheitsbildorientierte Handlungsstandards Orientierung und Legitimation: „Also: Rücken einreiben nicht bei gefährdeten Herzinfarktpatienten" (PW 2/108f.). Die in der Ausbildung gelernten Kenntnisse kommen dabei, wie sich in den unterschiedlichen Äußerungen der Pflegenden zeigt, dem inhärenten Verständnis entsprechend, als feste Vorschriften zur Anwendung: „man erfüllt schon so einen gewissen Standard. Das heißt ähm, man versucht die Patienten, man man wäscht den Patienten eigentlich jeden Tag einmal" (PW 2/407-409). Eine kritische Reflektion oder eine Adaption von Fachwissen auf die individuelle Patientensituation lässt sich in diesem Bezug nicht feststellen.

Wenn die Pflegenden für ihr Handeln auf eine Basis von Pflegefachwissen zurückgreifen, so handelt es sich hierbei um Standardwissen:

Ich denke bei den HIV-Medikamenten gibt es halt genauso Regeln wie bei Antibiotika oder wie bei allem anderen, was man sich jetzt, ich will nicht sagen schnell anlesen kann, aber wenn man den Beruf hat, dann weiß man eigentlich um solche Wichtigkeiten. Sollte man. (E 5/149-155)

Erneut fällt die Fokussierung auf Regeln auf. „Also natürlich in der Pflegeschule hat man halt den Unterrichtsstoff [...], im Rahmen der Ausbildung allgemein" (E 6/137-144). Eine Spezifizierung des Wissens oder eine nachhaltige, kritisch-reflektierte bzw. vertiefende Auseinandersetzung mit dem Stoff lässt sich nicht feststellen. Demzufolge droht sich Pflegewissen bei diesen Pflegekräften als banal und oberflächlich zu erweisen. Auch die Art

5. Datenanalyse und Interpretation der Experteninterviews

und Weise, in der Bemerkungen getroffen werden wie: „sollte man" (E 5/155) oder „müsste man" (E 6/156) wissen, lassen erkennen, dass fundiertem theoretischen Pflegefachwissen bei den hier Interviewten in der Pflegepraxis nur eine äußerst geringe Wertschätzung als Orientierungs- und Begründungsfolie beigemessen wird.

Die sich in den Interviews herauskristallisierende »defizitäre« Wissensfundierung von Pflegehandeln könnte – neben einer Vielzahl weiterer möglicher Erklärungen – ursächlich dafür sein, dass die Befragten, wenn sie sich nicht strikt an (vorgegebene) Regeln oder aber an ärztliche Direktiven halten: „nein, also wir arbeiten grundsätzlich nach ärztlicher Anordnung" (E 6/676f.), vornehmlich auf andere Entscheidungsgrundlagen verwiesen sind:[41]

> Ja und dann einfach natürlich die ja, ähm, die erwähnte Intuition auch oft, dass man wirklich einfach aus dem Bauch raus was macht in dem Moment, der, was, ja was man halt für richtig hält. Aus seiner eigenen Erfahrung raus, aus seiner eigenen (4) ja, aus seinem eigenen Erleben raus, dass man auch oft sagt: oder wie würd ich mich fühlen. (PW 3/134-141)

Ein Handeln aus dem Bauch entspricht in seinem Charakter einem Handeln, das unreflektiert, aus spontanen Emotionen heraus erfolgt. Damit wird sowohl der Handlungsvollzug selbst, als auch insbesondere der Pflegebedürftige als unmittelbar beteiligte bzw. betroffene Person von der Willkür letztendlich kaum vorhersehbarer und nicht einschätzbarer Stimmungsschwankungen der einzelnen Pflegekraft abhängig. Dies widerspricht eindeutig dem Wesen beruflicher Arbeit (vgl. Kap. 2.1). Stattdessen kommt es in Zügen charakteristischen Wesensmerkmalen nicht-beruflicher Laienpflege gleich. Durch die Ausrichtung am eigenen subjektiven Erleben, „auf das was ich fühle und was mir wichtig ist" (PW 3/510), wird die Autobiografie

---

[41] Es muss hier nicht zwingend eine gerichtete Kausalbeziehung im Sinne von »wenn ⇒ dann« vorliegen. Das Datenmaterial erlaubt keine entsprechende Schlussfolgerung. Denkbar ist genauso, dass eine umgekehrte Beziehung vorliegt: da andere Orientierungs- und Entscheidungsgrundlagen vorhanden sind, wird Wissen eher nebensächlich. Zudem könnten die sich als Orientierungs- und Begründungsfolie pflegerischen Handelns im Datenmaterial zeigenden »Variablen« bei den Interviewten sogar unabhängig voneinander sein.

5. Datenanalyse und Interpretation der Experteninterviews

und das Lebensbild der Pflegekraft zum Dreh- und Angelpunkt pflegerischen Handelns. Insgesamt stehen den Pflegenden also mehrere Orientierungs- und Begründungsfolien für das pflegerische Handeln zur Verfügung:

> Also das ist sehr vielfältig. Ähh, jaa, also ich glaube schon das ganz viel einfach wirklich aus dem Bauch raus passiert bei Kollegen. Es kommt darauf an, was es für Menschen sind. Und manche Kollegen handeln auch sehr aus dem Bauch raus, glaub ich, andere sehr fachbezogen und sehr orientiert nach dem, was, was in den Büchern steht. Und andere orientieren sich einfach auch an dem, wie es halt immer so war, an dem üblichen. Das ist halt unterschiedlich. Das ist von Mensch zu Mensch ein Mischmach aus verschiedenen Dingen glaub ich. (PW 3/179-189)

Die sich in den Interviews veranschaulichende Diffusität und – aufgrund mangelnder kritischen Reflexion: „man geht ja auch nicht jeden Tag auf die Arbeit [...] und hinterfragt immer das Handeln, was man jeden Tag macht" (PW 3/266-268) – inhärente Zufälligkeit der Entscheidungsgrundlagen pflegerischen Handelns, kann in ihrer Gesamtheit als Verweis auf das Fehlen eines beruflichen Rollenverständnisses gewertet werden. In ihren Grundzügen kommt die hier geschilderte Vorgehensweise damit sehr dem Wesen einer nicht-beruflichen Laienpflege nahe.

5.1.3 Die Stellung des Pflegebedürftigen im Kontext pflegerischen Handelns

Das Handeln dieser Gruppe der Pflegenden orientiert sich, wie bereits auch im letzten Kapitel deutlich wurde, in erster Linie nicht an dem Pflegebedürftigen als Individuum. „Der Patient gibt wenig vor" (PW 3/87f.). Der Fokus der Pflegenden liegt stattdessen auf einer, den Blick auf den einzelnen »Fall« verstellenden, vornehmlich medizinisch-pathogenetisch defizitären Sichtweise: „Man muss natürlich gucken, welche Krankheitsbilder stecken dahinter (E 1/373f.). Die Person des Pflegebedürftigen findet sich in den Aussagen der Interviewten verobjektiviert und in gleichermaßen zur Verallgemeinerung wie Verabsolutierung neigenden Stereotypen wieder: „So ein chronisch kranker alter Mensch ist grundsätzlich immunsupprimiert, das ist

5. Datenanalyse und Interpretation der Experteninterviews

so" (E 1/284f.). „Wenn jemand Rheuma hat oder äh Polyarthritis äh, der hat Schwierigkeiten mit seinen Händen, grundsätzlich" (E 1/174f.). In Folge verliert der einzelne Pflegebedürftige die Beachtung und Berücksichtigung seiner Individualität und wird entweder primär auf »objektive« Daten wie beispielsweise die Vitalzeichen etc. oder auf seine Defizite reduziert.

Bei den Interviewten besteht die Annahme, wenn nicht sogar Erwartung, dass die Pflegebedürftigen dem Wissen und Handeln der Akteure des Gesundheitswesens voll und ganz vertrauen: „die vertrauen uns da wirklich blind" (E 6/656). Vollständiges blindes Vertrauen impliziert als Konsequenz, dass Handlungsanweisungen unhinterfragt und unwidersprochen befolgt werden. Dieser Effekt wird auch von den Interviewten beschrieben:

> Und oft ist es auch so, dass der Patient dann auch wirklich merkt, o.k. das ist jemand, der kümmert sich und, ne, die Schwester irgendwie ist, ne der Meinung und der Arzt auch. Also muss das ja eigentlich für mich richtig und gut sein. (E 8/255-259)

Dem Pflegebedürftigen wird damit in der Pflegepraxis tendenziell eine passive, ausführende Rolle zugewiesen. Die sich hier zeigende inhärente Beziehungsstruktur weist eine hohe Affinität zu den sozialen Konstellationen im Modell der traditionellen bürgerlichen Familie auf. Dem Pflegebedürftigen gebührt in einem derartigen Vergleich die Zuschreibung der Rolle des unmündigen Kindes, das sich der wohlwollenden Autorität der Eltern fügt. Zu diesem Vergleich passen auch die nächsten Ergebnisse und Implikationen der Datenanalyse.

Das beim Pflegebedürftigen angenommene, wenn nicht sogar seitens der Pflegenden vorausgesetzte Vertrauen beruht nicht unbedingt auf Gegenseitigkeit. „Dann wird auch natürlich versucht, ähm, einen zu hintergehen" (E 5/390f.):

> Weil wie viele Leute gibt es, die einem ins Gesicht sehen und sagen, ja, ich hab da das und das gemacht, hab mich hier gewaschen, da gewaschen und man sieht dem Menschen eigentlich an, er hat gelogen oder man riecht es auch. (E 6/565-569)

Als Folge dieses mangelnden Vertrauens sowie aus der nach Feststellung der Pflegenden geschuldeten Verpflichtung gegenüber dem Arzt heraus, werden die Pflegebedürftigen in der Alltagspraxis von den Interviewten häufig überprüft und überwacht: „sie brauchen da ne pflegerische Hilfe oder oder Hilfe, die halt kontrolliert" (E 3/1814f.). Mitsprachewünsche des Pflegebedürftigen, sein aktives Einbringen in die Versorgung werden als störend empfunden. Derartige Intentionen machen den Pflegebedürftigen in der Wahrnehmung der Befragten für die Anbieter von Gesundheitsdienstleistungen zum „unangenehmen Klienten" (E 1/417), der „Querelen" (PW 2/175) bereitet. Ursächlich für dieses Empfinden dürfte vor allem die Störung der Handlungssicherheit gebenden starren Routine sein, an der sich die Pflegenden in ihrem beruflichen Alltag orientieren (vgl. Kap. 5.1.2).

Die Berücksichtigung individueller Bedürfnisse – wie z.B. die Wahrung der Privatsphäre – wird, solange diese nach dem Ermessen der Pflegenden als banal eingeschätzt werden, einfach ignoriert: „Aber, man geht da eigentlich nicht drauf ein und fragt da auch nicht nach. Man legt einfach los" (PW 2/140f.). Die Stellung des Pflegebedürftigen, die Berücksichtigung seiner individuellen Bedürfnisse im Kontext pflegerischen Handelns

hängt aber auch vom Patienten ab, wie viel der einfordert, wie der sich in Szene setzt [...], einfach wirklich wie wie stark der auch als Mensch auftritt. Also oder ob sich der schnell zufrieden gibt und so. (PW 3/225-232)

Es bleibt offen, ob diese Menschen dann die Chance haben, im Kontext der pflegerischen Handlungssituation als mündige Partner respektiert zu werden, oder ob es ihnen, wie bei dem bereits gezogenen Vergleich zu der Rolle des Kindes, einfach nur aufgrund ihrer Beharrlichkeit gelingt, mehr Aufmerksamkeit auf sich zu ziehen. Auch die Konsequenzen, auf die ein derartiges Verhalten bei einem Kind im Alltag reagiert wird, sind unterschiedlich: es kann erfahrungsgemäß sowohl positive „dann fängt man an zu modifizieren" (PW 3/242) als auch negative Sanktionierungen (s. oben) nach sich ziehen.

Wie in den Interviews zum Teil offen eingeräumt wird, ist die Position des Pflegebedürftigen darüber hinaus auch von dem Maß an Sympathie und

5. Datenanalyse und Interpretation der Experteninterviews

Antipathie abhängig, das der jeweiligen Person entgegengebracht wird. So wird z.B. vom Pflegebedürftigen signalisierter Versorgungsbedarf ignoriert,

> weil einfach auch der Patient einem unsympathisch ist. [...] Man geht da einfach nicht mehr rein [...] dann hält man sich vielleicht mal ein bisschen mehr raus. (PW 2/164-185)

Damit passiert es, dass geäußerte Bedürfnisse des Pflegebedürftigen zum Teil erst in solchen Situationen Berücksichtigung erfahren, in denen ihnen durch die Pflegenden ein als brisant wahrgenommener »objektiver« Stellenwert beigemessen wird:

> Wenn's um ernste Sachen geht. Dann schon. Also [...] wenn's um wirklich wichtige Sachen geht, dann. Wenn er sagt, ich hab retrosternale Schmerzen. Dann ist es egal ob er sympathisch ist oder nicht. Dann macht man natürlich alles. (PW 2/177-181)

Diese exemplarischen Textpassagen offenbaren, dass diese Pflegenden nicht über ein ausgewogenes Maß an beruflicher Nähe und Distanz verfügen. Die hier dargelegten, der Pflege inhärenten Sozialbeziehungen sind von ihrem Charakter her diffus, werden von Sympathie und Antipathie geprägt. Die Definitionsmacht der Situation liegt, wie die Äußerungen der Pflegenden zeigen, offenkundig bei der Pflegekraft. Für den Pflegebedürftigen ergibt sich unter diesen Bedingungen eine große Abhängigkeit von den in erheblichem Ausmaß emotional-affektiv gesteuerten Aktionen und Reaktionen der Pflegekraft. Eine Veränderung der Stellung des Pflegebedürftigen ergibt sich nur in existentiellen Krisen. Was aber eine Krise ist, bestimmt wiederum die Pflegekraft, die hierbei, wie zu sehen ist, auf pathogenetisch-defizitäre Problemlagen fokussiert.

5.1.4 Das Alltagshandeln der Pflegenden

In ihrem Denken und Handeln zeigt sich bei den hier untersuchten Pflegekräften eine alltägliche Gradwanderung. Zum einen sehen sie sich in der Verantwortung gegenüber dem Arzt: „weil gerade auch die Ärzte verlassen sich auch drauf, ne, dass das alles geregelt läuft" (E8/572f.). Zum anderen ist ihr Handeln, wie skizziert, von subjektivem Ermessen und Erleben geleitet. Das heißt, es orientiert sich an der persönlichen Biografie der Pflegenden und eigenen intimen Wünschen und Vorstellungen von »guter« Pflege - „da richtet man sich irgendwie an die eigenen Gewohnheiten oder so was" (PW 2/92f.) - sowie an gesellschaftlichen Alltagsstereotypen: „Dann weiss ich einfach durch die Erfahrung ungefähr so: ältere Frauen [...], die cremen sich gerne ein" (PW 2/264-267).

In seiner Gesamtheit verdeutlicht das Datenmaterial dabei, dass bei diesem Spagat im Alltag vorrangig die von den Pflegekräften vorgenommene Ein- und Unterordnung in eine als paternalistisch-autoritär geprägt zu bezeichnende Rollenbeziehung zwischen Arzt, Pflegekraft und Pflegebedürftigen dominiert. Hierfür dürften sowohl die spezifische Soziogenese des Pflegeberufes, der »Geschlechteraspekt« sowie die formal-rechtliche Weisungsgebundenheit als medizinischer Heil(hilfs-)beruf ursächlich sein. Aus der in einer solchen Triade entstehenden Beziehungs- und Handlungshierarchie lässt sich erklären, dass die Pflegekraft tätigkeitsorientiert und mit vorrangiger Fokussierung auf medizinische Anordnungen und Aufgaben handelt:

> Wir machen dann auch schon die Vitalzeichen mit am frühen Morgen, verteilen schon mal die Tabletten" (PW 3/20f.). „Bis zum Mittagessen sieht man zu, das man die Verbände gemacht hat. (PW 2/70f.)

Aushandlungsprozesse zwischen Pflegekraft und Pflegebedürftigen sind in einer derartigen Handlungskonstellation nicht vorgesehen. Pflege gestaltet sich bei dieser Gruppe von Pflegekräften *am* und nicht *mit* dem Pflegebedürftigen. „Solche Sachen kann man ja routinemäßig relativ gut abspulen. Da brauch ich nicht so schrecklich viel vorher im Prinzip über den Patienten wissen" (PW 3/415-417). Ein derart praktiziertes Pflegehandeln „nach nullachtfünfzehn" (PW 3/242) reduziert sich inhärent auf die unreflektierte technisch-instrumentelle Durchführung von Tätigkeiten, die analog der Ausführungen der Pflegenden unter der Vorgabe der äußeren Rahmenbedingungen in einem zeitlich strukturierten Kontext abzuleisten sind bzw. abgeleistet werden. Die dabei bei den Pflegenden zu beobachtende unreflektierte Fixierung auf starre Handlungsstandards und Routinen schränkt die verbleibenden Gestaltungsmöglichkeiten noch weiter ein, so „dass man wirklich nur ein Muster hat, mit dem man reagieren kann und halt nicht fünf oder zehn" (PW 3/254-256).

Die Pflegekraft wird im Kontext der hier beschriebenen Sinnkonstitution von Handlungsprozessen zum »ausführenden Organ«. Es entsteht der Eindruck, als instrumentalisiere sie sich scheinbar bereitwillig und ohne Auflehnung als »Handlanger« der Medizin. Möglicherweise erklärt sich auch hierdurch, dass bei den Interviewten die Notwendigkeit der kritischen Reflexion eigener Handlungsvollzüge unter explizitem Rückgriff auf theoretisches Pflegefachwissen entweder überhaupt nicht oder nur wenig, in seiner Bedeutung zugleich relativierend, thematisiert wird: Erst nach und neben vielen anderen Orientierungs- und Entscheidungsgrundlagen pflegerischen Handelns wird mehr am Rande und beiläufig auf das „was ich halt gelernt hab', irgendwo auch" (PW 3/511f.) zurückgegriffen.

Neben dem sich als technokratisch darstellenden Part pflegerischen Handelns erfolgt Pflegehandeln andererseits, wie bereits dargelegt, auf subjektiven Konzeptionen, die auf das eigene Erleben und Fühlen der Pflegekräfte rekurrieren. Deren unkritische Übertragung und Implementierung in die Pflegepraxis führt zu einer nicht-berufsförmigen Beziehungsgestaltung zwischen Pflegenden und Pflegebedürftigen. Analog des schon mehrfach verwendeten Bildes der bürgerlichen Familie kann in dieser Beziehung die typische Konstellation des Verhältnisses von Mutter und Kind wieder erkannt werden. Zudem führt sie bei den Pflegenden zum Verlust der spezifisch rollen- bzw. berufsförmigen Ausübung von Pflege. „Worauf greif ich zurück? (lacht) Das ist schwierig. [...] Eigentlich auf meine Person im Großen und Ganzen" (PW 3/506-509). Die Verschmelzung von beruflicher und »privater« Identität kann, wie auch die in Öffentlichkeit und Wissenschaft bekannten Modelle vom »burn out« oder »hilflosen Helfer« (Schmidbauer 1992) zeigen, in der Pflegepraxis zu Abgrenzungsproblemen führen. Die Diffusität der Sozialbeziehung führt zu einem ambivalenten Abhängigkeitsverhältnis zwischen Pflegekraft und Pflegebedürftigem, das sich neben den schon beschriebenen Auswirkungen von Sympathie und Antipathie (vgl. Kap. 5.1.3) u.a. auf Seiten der Pflegenden in der Angewiesenheit auf persönliches Lob und Dankbarkeit widerspiegelt:

5. Datenanalyse und Interpretation der Experteninterviews

> Und dass man von den Leuten vielleicht Anerkennung kriegt. Was man von den Ärzten ähm nicht so kriegt. Deswegen ist mir, ähm, also ich leg da halt Wert drauf, dass der Patient zufrieden ist. [...] am besten ist es natürlich wenn er sagt, es sei heute sehr gut. Ähm, gut ist natürlich auch wenn er vergleicht. [...] Dann kommt man sich also, als wenn ein anderer gepflegt hat, dann kommt man sich vielleicht auch ganz, freut man sich über das Lob. Und man merkt das, [...] wenn sie sich mit einem vertrauen und freundlich sind zu einem. Das ist schon, das ist schon gut. (PW 2/204-212)

Nicht nur die Beziehungsgestaltung in der Pflegepraxis, sondern auch das Spektrum der von den hier befragten Pflegenden wahrgenommenen Aufgaben zeigt sich als diffus und unbestimmt: „Ähh, jaa, was macht man alles? (lacht) Alles (lacht). Wir machen alles (lacht)" (PW 3/12f.). Den Pflegenden fällt es in den Interviews schwer, ihre Aufgaben zu präzisieren, ihren Aufgabenbereich abzustecken. Dies mag einerseits an dem fehlenden Berufsbild, andererseits an der Hausarbeitsnähe von Pflege liegen. Die fehlende Abgrenzung wird von dieser Gruppe Pflegekräfte dabei paradoxerweise jedoch nicht vorrangig als Manko, sondern eher als besonderer Reiz der pflegerischen Alltagspraxis gewertet:

> Und das ist ja in unserem Beruf in der ambulanten Pflege auch so schön oder lustig wie auch immer. Dass wir eben nicht nur pflegen, äh wir sind Finanzberater, äh wir sind Psychiater (schmunzelt) irgendwo auch n bisschen Haushaltskräfte, Aushilfen und und [...]. (E 3: 1083-1089)

Erneut kommt die Verschmelzung von beruflicher und privater Arbeit zum Ausdruck. Abgrenzung und eine Definition ihres Aufgabenbereiches ist den Pflegekräften nicht nur nicht möglich, sondern ausdrücklich auch gar nicht gewollt. Es ist nicht auszuschließen, dass die Pflegenden in dem Ausweichen auf eine umfassende »Fürsorge« eine Möglichkeit sehen, ihren im Beruf als sehr eingeengt und vorstrukturiert wahrgenommenen Handlungs- und Gestaltungsspielraum – „wir dürfen nur bis zu einem gewissen Punkt agieren" (E 3/238) – zu erweitern, um sich auf diese Weise ein gewisses Maß an Handlungsautonomie zu verschaffen. Andererseits spiegelt sich in einer so ausgeübten Alltagspraxis pflegerischen Handelns, in der die Pflegekraft für »alles« zuständig ist, auch eine Nähe zu einem Verständnis von »Pflege als selbstloses Dienen« wider.

5. Datenanalyse und Interpretation der Experteninterviews

Als Quintessenz wird deutlich, dass das Alltagshandeln dieser beruflich Pflegenden infolge der zu beobachtenden Diffusität der Beziehungsgestaltung, der Art und Weise der »All-Zuständigkeit« für einen sich in den Interviews als sehr offen repräsentierenden Aufgabenbereich, insgesamt eine hohe Affinität zu nicht-öffentlicher, im Rahmen mütterlicher Fürsorge erbrachter Laienpflege aufweist.

Das Alltagshandeln in der Pflege umfasst innerhalb des Gesamtversorgungsgeschehens neben der direkten Pflege am bzw. mit dem Pflegebedürftigen immer auch die Zusammenarbeit mit anderen Berufsgruppen. Die Art der Kooperation zwischen Pflegenden und Medizinern ist bereits deutlich aufgezeigt worden und muss daher an dieser Stelle nicht noch mal dezidiert aufgegriffen werden. Insgesamt sehen sich die Pflegenden unter den beteiligten Akteuren in einer herausgehobenen Position mit einer spezifischen Aufgabe: „Weil die Pflege ist doch der Mittler, der Koordinator, das Kommunikationszentrum zwischen Betroffenen, zwischen Arzt, zwischen Angehörigen und so weiter und so fort" (E 1/635-638). In seiner Bedeutung entpuppt sich »Mitteln« bei den Interviewten dann allerdings in erster Linie als reine Informationsweitergabe, an und zwischen den Berufsgruppen. „Es ist halt oft, das wir ein Kommunikationsmedium darstellen" (PW 2/371): „Der Patient ruft halt nicht in der Küche an" (PW 2/ 367).

Während den anderen Berufsgruppen von den Interviewten ansonsten sehr spezifische, deutlich voneinander abgegrenzte Aufgaben zugeschrieben werden, stellt sich diese Situation für die Pflege selbst nach ihren Angaben anders da:

> Die Ärzte operieren, die Krankengymnasten machen Gymnastik, die Sozialarbeiterin kümmert sich um einen Heimplatz. Die Krankenpflege ist halt irgendwo immer am Ball und vermittelt vielleicht auch mal unter diesen Berufsgruppen. Und fasst sie mit zusammen. (PW 2/345-351).

Die Aufgabe der Pflegenden versteht sich danach, wie sich auch in anderen Interviews zeigt, vornehmlich darin, dafür Sorge zu tragen, dass die anderen Berufsgruppen ungestört ihre jeweilige Arbeit verrichten können. Die Verfügbarkeit als ständig ansprechbares Medium entlastet die anderen Berufsgruppen, bringt aber für das Pflegehandeln selbst keinen ersichtlichen Nutzen. Wieder zeigt sich im Verhalten der Pflegenden die, einer Berufsrolle eher abträgliche fehlende Fähigkeit bzw. Bereitschaft zur Abgrenzung. Die Pflegenden werden so sprichwörtlich »zum Mädchen für Alles«.

5.1.5 Vorstellungen von einer »guten« Pflege

Die Vorstellungen von einer guten Pflege entstammen bei den hier befragten Pflegenden ebenfalls vornehmlich aus dem Verständnisbereich familiärer Fürsorge:

> Wie man vielleicht auch erlebt hat, wenn man früher selber krank war. Und und äh und und die Mama einen dann so ganz lieb umsorgt hat. Und sich selber selbst zurückgenommen hat, irgendwo, aber trotzdem irgendwie gleichzeitig alles auf Lager hatte. Alle Handlungsmuster irgendwie auf Lager hatte. (PW 3/556-562)

Erneut wird subjektivem Erleben und affektiv-emotional geprägten Erfahrungen ein beachtenswert hoher Stellenwert eingeräumt. Der Verweis auf die umsorgende, sich als omnipotent erweisende Mama verdeutlicht an dieser Stelle, welche Stellungen den beteiligten Personen in der Pflegepraxis zugewiesen wird. Der Pflegebedürftige nimmt hierbei die Rolle des Kleinkindes ein. Das ist aber aufgrund seiner bio-psycho-sozialen Entwicklung noch unmündig und zutiefst abhängig. Möglicherweise trägt diese sich hier andeutende Vorstellung vom Pflegebedürftigen als Kleinkind dazu bei, dass im Alltagshandeln der Interviewten der sozio-biografische Hintergrund der zu Pflegenden, ihre Lebenspraxis, nicht die Berücksichtigung erfährt, wie man es zumindest bei der von den Interviewten betriebenen »Erwachsenenpflege« auf der Grundlage eines humanistischen Menschenbildes erwarten würde.

Das bei der Vorstellung von guter Pflege aufgeworfene Bild von der Pflegekraft, die sich zurücknimmt, aber alle Handlungsmuster auf Lager hat, steht einerseits im auffälligen Widerspruch zu der von den Interviewten beschriebenen gegenwärtigen Alltagspraxis pflegerischen Handelns, in der ein eher beschränktes Maß starrer, standardisierter Handlungsroutinen zur Anwendung kommt (siehe Kap. 5.1.2 und 5.1.4). Andererseits bleibt Pflege auch hier auf die Existenz vorgegebener bzw. bestehender Handlungsmuster verwiesen. Die Vorstellung, dass sich in der Pflegepraxis kontextabhängig

5. Datenanalyse und Interpretation der Experteninterviews

Situationen ergeben könnten, in denen spontan und ohne Rückgriffmöglichkeit auf bestehende Handlungsmuster agiert werden muss, wird gedanklich offenbar nicht in Betracht gezogen.

Aushandlungsprozesse zwischen Pflegekraft und Pflegebedürftigen werden auch bei der Vorstellung von guter Pflege bei den Interviewten nicht in Erwähnung gezogen. Während aber im gegebenen Alltag der Pflegebedürftige derjenige ist, über den bestimmt wird – „wir oktroyieren auch vielen, grade alten Menschen etwas auf und zwar ganz massiv" (E 1/920-922) –, verkehrt sich diese Beziehung in einer Pflege, die den Wunschvorstellungen der befragten Pflegekraft entspricht. Hier bekommt der Pflegebedürftige alles, was er sich „gewünscht hat" (PW 3/568) und „der Helfer ja, also wir als Pflege, [sind] halt in der Lage, das dann auch zu geben" (PW 3/569-571). Auch bei dieser Pflege werden Abhängigkeiten fortgeschrieben. Die Selbstermächtigung des Pflegebedürftigen als eigentliches Ziel von Pflege (vgl. Kap. 3.2) wird von den Interviewten wiederum nicht als originäre Aufgabe erkannt.

Für die Realisierung einer guten Pflege müssen entsprechende Rahmenbedingungen vorliegen. „Also einfach mehr Zeit, mehr Personal oder weniger Patienten. Was [...] mitunter einfach alles auf das Gleiche hinaus läuft, finde ich" (PW 2/289-291). Würden die hier befragten Pflegekräfte jedoch über ein Mehr an Zeit verfügen, käme diese aber trotzdem nicht, wie nach den vorherigen Ausführungen evtl. vorstellbar, der Ausgestaltung einer bedürfnisorientierten Pflege mit erhöhten kommunikativen und psychosozialen Anteilen zu Gute. Stattdessen würde diese zusätzliche Zeit, betrachtet man die Äußerungen der Pflegenden – "Dann könnte ich ähm sämtliche Sachen, die ich gelernt habe, vor Operation [...] zum Beispiel Krücken laufen einüben und nach den Operationen die Verbände gründlich machen" (PW 2/283-287) –, vornehmlich für die Sicherstellung der medizinisch verordneten Versorgung und die bessere Qualität technokratisch verstandener Verrichtungen verwendet.

Auch hier zeigt sich wieder die sich wie ein roter Faden das beruflichen Alltagserleben der Untersuchungsgruppe durchziehende Widersprüchlichkeit eines diffusen Rollen- und Aufgabenverständnisses. Bei sorgfältiger Betrachtung charakterisiert sich das Handeln bei diesem analytisch gefassten

Typ der Pflegekräfte in der alltäglichen Pflegepraxis dabei insgesamt durch eine deutliche Dominanz der Verrichtungsorientierung.

5.2 Pflegende nahe an der Professionalität – Pflege als Beziehungshandeln

Vier der interviewten Pflegekräfte beschreiben ein Handeln, das den von Oevermann beschriebenen Kriterien professionellen Handelns und dem in Kap. 3 skizzierten impliziten Pflegeverständnis moderner, professioneller Pflege sehr nahe kommt. Drei dieser Pflegekräfte weisen neben ihrer Pflegeausbildung ein zusätzlich abgeschlossenes Pflegestudium auf. Alle vier sind über 40 Jahre alt, gehören also zu den Älteren aus der Erhebungsgruppe. Ihre Tätigkeiten üben sie im Intensivbereich, im Hospiz bzw. in der ambulanten Pflege aus, finden hier also organisatorisch-strukturelle Rahmenbedingungen vor, die einem Bezugspflegesystem entsprechen. Zwei von ihnen nehmen während eines Teils ihrer Arbeitszeit zusätzlich Leitungsfunktionen wahr.

5.2.1 Gestaltungsspielräume

Auch hier werden sehr deutlich extern gesetzte Restriktionen der Berufsausübung zum Ausdruck gebracht, die die Pflegenden für die Qualität ihrer Arbeit und die hierfür benötigte Handlungsautonomie als belastend empfinden:

> der Arbeitsalltag gestaltet sich im Prinzip in einem Spannungsfeld zwischen hierarchischer Ordnung und zunehmenden ökonomischen Maximen. Das heißt, *mein* Pflegehandeln wird nicht mehr durch mein pflegerisches Wissen konstruiert sondern im Prinzip durch die ähm Machtkonstellationen, die im Krankenhaus vorherrschen, und der einzel, der ökonomischen Maximen, das Pflegehandeln in wesentlichen Teilen über meine gesamte Arbeitszeit determinieren. (PW /6-13)

Pflegehandeln gestaltet sich damit im Spannungsfeld von außen gesetzter Rahmenbedingungen und berufsethischem Selbstverständnis bzw. -handlungsauftrag. Der wachsende Ökonomisierungsdruck sowie sich verschär-

5. Datenanalyse und Interpretation der Experteninterviews

fende Machtkämpfe zwischen den verschiedenen Berufsgruppen erschweren im Erleben der Pflegenden die Umsetzung professioneller Pflege im Alltag erheblich. Die wesentliche Determinierung des Handelns durch äußere Sachzwänge führt aber wider Erwarten nicht zu einer fatalistisch-resignativen Haltung. Vielmehr engagieren sich die Pflegenden verstärkt; interpretieren offensichtlich, wie sich aus dem Gesamtdatenmaterial schließen lässt, die sich gesellschaftlich manifestierenden sozio-ökonomischen Restriktionen als soziale Verpflichtung, eigenes Handeln kritisch zu reflektieren und vorhandene Ressourcen mit dem Ziel des größtmöglichen Outcome für die Pflegebedürftigen zu nutzen.

Die Interviewten verfügen über Lösungsstrategien, die sie einsetzen, um ihren Anspruch an eine hochwertige Pflege trotz widriger struktureller Rahmenbedingungen nicht aufgeben zu müssen. In dem alltäglichen Pflegehandeln erfolgt eine bestmögliche Ausschöpfung verfügbaren Potentials u.a. durch die kritische Reflexion und Distanzierung von starren Handlungsroutinen bzw. deren individuelle Adaption auf den einzelnen Pflegebedürftigen: „An solche Standards halte ich mich nicht. Sondern ich halte mich an das, was ich mit dem Patienten aushandele, oder was ich in dem Moment für angemessen halte" (PW 1/178-180). So gelingt es den Interviewten auch in Zeiten wachsenden Ökonomisierungsdrucks eine größtmögliche Effektivität und Effizienz von Pflege – auch und vor allem für die Pflegebedürftigen als Adressaten pflegerischen Handelns – (vorerst) sicherstellen zu können. Die Entlastung von originär nicht pflegerischen Tätigkeiten wie Reinigungsarbeiten, Hol- und Bringediensten etc. sehen sie als weitere Möglichkeit angesichts ökonomischer Sachzwänge notwendige Gestaltungsspielräume für ihr pflegerisches Handeln zu behalten. „Nicht weil ich das nicht will. Sondern ich denk, ich kann die Zeit besser nutzen" (PW 1/384 f.).

Die Eigenständigkeit des Handelns wird insbesondere durch das Faktum der ärztlichen Weisungsgebundenheit als stark beschnitten erlebt. Gerade im Krankenhausbereich hat sich bis in die Gegenwart eine historisch gewachsene Hierarchie konstituiert, die von den Pflegenden einerseits Unterordnung verlangt, der aber andererseits immer wieder engagiert in einzelnen Handlungssituationen mit Aushandlungsprozessen entgegengetreten wird. Die Erfolgsaussichten dieser Aushandlungsprozesse, in denen sich die Pflegenden als „Fürsprecher des Patienten" (PW 1/263f.) verstehen, sind aufgrund der gegebenen Machtstrukturen zwar beschränkt, denn „*letzt*endlich entscheidet die ärztliche Anordnung, was gemacht wird" (PW 1/243-245). Sie wachsen aber nach Erfahrung der Interviewten zum einen mit der Berufserfahrung und zum anderen mit dem Maß theoretisch fundierter kommunikativer und fachlicher Kompetenz. Diese ermögliche es ihnen Vorschläge und/oder Handlungsalternativen argumentativ begründet vertreten zu können. Die „mühsam für dich selbst und gegenüber den anderen" (PW 1/623) wie engagierte – auf Initiative der Pflegenden zurückgehende – Notwendigkeit, mit anderen Berufsgruppen in reflektierte Aushandlungsprozesse zu treten, begründet sich bei den Interviewten aus ihrer beruflichen Verpflichtung zur Wahrnehmung des Mandats des Pflegebedürftigen. Sie stößt bei den anderen Berufsgruppen nicht nur auf Verständnis, sondern gleichermaßen auch auf Widerstände: „Wenn du dich nur stur an das hälst, was angeordnet wird, sind alle zufrieden" (PW 1/255-257). Dieses dürfte neben den Folgen des für alle spürbaren und zu bewältigenden Ökonomisierungsdrucks insbesondere den Paradoxien der Gleichzeitigkeit von Professionalisierungs- und Deprofessionalisierungstendenzen der Berufe im Gesundheitswesen und damit verbundenen Bemühungen der Besitzstandswahrung traditional begründeter Machtverhältnisse geschuldet sein (siehe hierzu auch Schaeffer 1994; Albert 2000; Kälble 2005).

Die zu dem modernen Typ zählenden Pflegenden erkennen die Einschränkung ihrer Handlungsspielräume sehr genau. Statt zu wehklagen oder aber wie ein anderer Teil ihrer Kollegen mit Berufserfahrung den bedeutend einfacheren Weg des „ich tu hier, was mir gesagt wird" (PW 1/265f.) einzuschlagen, schöpfen sie aber in dem gegebenen eingeengten Rahmen ein Optimum an Handlungsspielraum zum Wohle des Patienten aus.

5.2.2 Orientierungs- und Begründungsfolien pflegerischen Handelns

In der Pflegepraxis beherrscht der alltägliche Spagat zwischen der Respektierung der autonomen Lebenspraxis des Pflegebedürftigen und dem individuell bestehenden – aufgrund der fachlichen Expertise erkennbaren – objektiven Versorgungsbedarf das Handeln der Pflegekräfte.

5. Datenanalyse und Interpretation der Experteninterviews

> Ich überleg mir geeignete Maßnahmen und versuch die optimale für die Situation des Gastes zu finden. Die letzte Entscheidung trifft aber immer der Gast. Ich kann und darf ihn nicht zwingen. Auch wenn mein Pflegewissen sagt, die Pflegehandlung wäre jetzt richtig und sinnvoll. Ich stimme gemeinsam mit dem Gast mein Handeln ab. Dabei erkläre ich ihm meine Vorschläge, begründe mein Tun, nenne Ziele. (PW 6/105-110)

Das Primat pflegerischer Orientierung richtet sich somit im doppelten Sinn auf den einzelnen Pflegebedürftigen. Die optimale Auswahl der für den jeweiligen Pflegebedürftigen geeigneten Maßnahmen ist der Pflegekraft aufgrund ihres theoretischen Pflegefachwissens möglich: „Ich muss verstehen, was ich mache, dann geht es auch" (PW 6/189f.), „Der theoretische Hintergrund, den muss ich ja reflektieren im Pflegehandeln" (PW 1/328f.). Dabei würdigen die hier interviewten Pflegenden im Kontext ihres pflegerischen Handelns kritisch-reflektiert dem Besonderen, der Einzigartigkeit des Pflegebedürftigen, seiner Biografie und seiner sozialen Lebenspraxis, respektvolle Aufmerksamkeit. Auf diese Weise findet eine flexible wie gleichermaßen begründete Theorie-Praxis-Verknüpfung statt, die immanent auf das Wohl des Pflegebedürftigen zielt.

Die so aus der dialektischen Erkenntnis folgerecht abgeleiteten Handlungsalternativen werden dem Pflegebedürftigen in einem weiteren Schritt nicht einfach bevormundend „drübergestülpt" (PW 1/77). An dieser Stelle zeigt sich zum zweiten Mal die Orientierung der Pflegenden an den Pflegebedürftigen. In diskursiven Aushandlungsprozessen werden den Pflegebedürftigen Handlungsalternativen explizit offen gelegt und als „Angebot" (PW 6/72f.) erläuternd nahe gebracht. Der Pflegebedürftige soll mit Hilfe dieser stellvertretend für ihn geleisteten Sinnproduktion ermächtigt werden, selbstverantwortlich eine Entscheidung treffen zu können. Die Pflegekräfte treten dabei keinesfalls ihre Verantwortung gegenüber dem Pflegebedürftigen ab. „Ich sag nicht, der will nicht, also bleibt das so. Wir sprechen drüber" (PW 6/98f.). Entscheidungen, die dem besseren Wissen der Pflegekräfte widersprechen und den Pflegebedürftigen über kurz oder lang Schaden zufügen würden, werden situativ ernst genommen, aber solange weiteren Aushandlungsprozessen zugeführt, bis gemeinsam die für den Pflegebedürftigen bestmögliche Lösung gefunden ist.

5. Datenanalyse und Interpretation der Experteninterviews

Die Pflegenden betonen, dass ihr pflegerisches Handeln auf theoretischem Wissen und Erfahrungswissen fußt. Theoretisches Wissen und Erfahrungswissen bedingen sich dabei wechselseitig:

> Also, das Erfahrungswissen konstituiert sich ja eigentlich an deinem theoretischen Background. Was du theoretisch nicht verarbeitet hast, kann sich ja nicht implizit zu neuem Wissen formalisieren. (PW1/ 578-581)

Da Erfahrungswissen erst im Laufe der Berufspraxis erworben wird, steigt demnach mit fortschreitender Berufserfahrung potentiell die Aussicht, effektiv und effizient im Sinne des Pflegebedürftigen handeln zu können. Allerdings hängt die Chance inhärenten Wissenszuwachses wesentlich davon ab, ob dieses Erfahrungswissen von den Pflegekräften kritisch-reflektiert aufbereitet und produktiv mit vorhandenem theoretischem Wissen vernetzt wird. Ist dies der Fall, führt Erfahrungswissen zu einer nicht zu unterschätzenden Erweiterung des verfügbaren Wissens- und Handlungsspektrums.

Theoretisches Wissen und Erfahrungswissen dienen als Begründungsfolie eines pflegerischen Handelns, das nach Ansicht der Pflegenden zwingend einer ständigen kritischen Reflexion bedarf, soll es von seinem Charakter mehr als ein bloßes „nur vor mich hinwuseln" (PW 6/204f.) sein. Fundiertes theoretisches Wissen bildet die Grundvoraussetzung für Handlungsfähigkeit, reicht aber alleine nicht aus:

> Aber mein theoretisches Wissen hilft mir ja nicht im Alltagshandeln das zu gestalten. Ich muss dieses Wissen ja umsetzen können. Und ich muss es, wenn ich mit dem Patienten arbeiten möchte oder subjektbezogen arbeiten möchte, muss ich das ja auch in der konkreten Situation anwenden können. Das heißt, dass die, ...das theoretische Wissen sicherlich die Grundlage bildet. Aber das umzusetzen lernst du nur im Alltagshandeln. [...] Das lernst du nicht auf theoretischer Ebene. Wobei die Theorie den Grundstock bildet. Weil ohne diese theoretischen Argumentationsstränge kannst du weder dein Alltagshandeln konstituieren noch kannst du dich ähm in so eine Aushandlungssituation begeben. (PW 1/302-318)

Den Pflegenden ist die widersprüchliche Einheit von Theorie und Praxis sehr deutlich bewusst. Ein Handeln, das nur auf theoretisches Wissen rekurriert, würde innerhalb der alltäglichen Beziehungs- und Gestaltungspraxis eine Vernachlässigung weiterer konstitutiver Elemente pflegerischen Handelns bedingen. Eine subjektbezogene Ausrichtung pflegerischen Handelns ist deshalb – wie auch aus den Beschreibungen der Interviewten offensichtlich wird – im Alltag nur möglich, wenn dabei von der Theorie und von Regelwissen soweit abstrahiert wird, dass der Beachtung der individuellen Lebenspraxis des Pflegebedürftigen im Fokus des praktischen Handelns keine Einbuße widerfährt.

5.2.3 Die Stellung des Pflegebedürftigen im Kontext pflegerischen Handelns

Im letzten Abschnitt ist bereits deutlich geworden, dass die Person des Pflegebedürftigen eine herausragende Stellung im Kontext pflegerischen Handelns einnimmt. Für ein am Pflegebedürftigen orientiertes, pauschalisierende und verobjektivierende Handlungsroutinen vermeidendes Pflegehandeln „ist es schon wichtig, dass man den Patienten erstmal kennenlernt" (E 9/101f.). Dieses Kennenlernen vollzieht sich auf einer Ebene, die einerseits privatisierende Intimität, anderseits distanzierte Fremdheit zu vermeiden trachtet. Offenheit und Empathie, ein sich Einlassen auf die individuelle Lebenslage der Pflegebedürftigen, werden als Voraussetzung für das Gelingen der pflegerischen Beziehungspraxis gesehen (PW 1/192-196). Charakteristisches Zeichen ihres explizit subjektorientierten Pflegeverständnisses ist, dass die an dieser Stelle beschriebenen Pflegenden in den Interviews bei der Beschreibung der Pflegebedürftigen die Verwendung von generalisierenden Stereotypen jeglicher Genese wie »die Patienten«, »die Herzkranken« etc. kaum bzw. gar nicht verwenden. Stattdessen sind es immer wieder exemplarische Einzelfallgeschichten – „aber ich will wieder ein konkretes Beispiel nehmen" (PW 6/86f.), – an denen sie, inhärent auf komplexe Sachverhalte abstrahierend, ihre Darlegungen transparent zu machen trachten.

Die Pflegekraft ist Fürsprecher und Anwalt der Pflegebedürftigen. Die spezifische Lebenssituation des Pflegebedürftigen bestimmt dabei die Zielsetzung und Umsetzung pflegerischen Handelns. Der Pflegebedürftige soll sich, soweit es sein physischer und psychischer Zustand erlaubt, als Ko-Therapeut aktiv und mitverantwortlich am Handlungsgeschehen beteiligen. Die Pflegenden trachten danach „mit dem Patienten gemeinsam zu schaffen, nich, seine Unselbständigkeit zu nehmen" (E 9/39f.). Pflege findet nicht *am* Patienten, sondern *mit* dem Patienten statt. Die Wertschätzung des Pflegebedürftigen als mündiges, aber durch eine Krise erschüttertes autonomes Individuum, das professioneller pflegetherapeutischer Unterstützung bedarf, prägt in entscheidender Weise die Qualität pflegerischer Gestaltungs- und Aushandlungsprozesse. Pflegehandeln gestaltet sich als sozialer Beziehungsprozess, der auf Förderung bzw. größtmögliche Wiederherstellung der Unabhängigkeit des Pflegebedürftigen ausgerichtet ist: „ Pflege ist in erster Linie Beziehungsarbeit. Mit – im therapeutischen Sinne – mit und für den Patienten" (PW 1/466f.).

5.2.4 Das Alltagshandeln der Pflegenden

Pflege definiert sich als empathisches Unterstützungshandeln. Die Pflegenden leisten mit ihrem Handeln, ihrer spezifischen Expertise in Theorie und Praxis, einen gezielten Beitrag zur Selbstermächtigung des Pflegebedürftigen. Originäre pflegerische Aufgaben sind:

> patientennahe Tätigkeiten, die sich auf den konkreten Zustand des Patienten beziehen *(sehr langsam, überlegend)* und ihn, ihm dazu verhelfen ähm mit seinem lebensweltlichen Hintergrund in seiner jetzigen Situation eine bestmögliche Qualität in der Versorgung zu ermöglichen. (PW 1/38-42)

Patientennahe Tätigkeiten reduzieren sich hier nicht auf technisch-instrumentelle Verrichtungen am Patienten. Patientennahe Tätigkeiten umfassen das gesamte Spektrum pflegerischer Beziehungs- und Gestaltungspraxis. Pflegehandeln im eigentlichen Sinne wird in der unmittelbaren Nähe zum Pflegebedürftigen möglich. Diese Nähe ist räumlicher wie auch zwischenmenschlicher Natur: „Da hat man keinen Visitenblock mehr zwischen sich. Keinen Kurvenwagen, keinen Verbandswagen, kein gar nichts war dazwischen" (PW 5/356-358). Pflege verlangt die Bereitschaft sich ganz auf den Pflegebedürftigen einzulassen, ohne sich dabei jedoch in einer diffusen Beziehung zu verlieren. Organisatorisch bietet, „weil man sich wirklich dem einzelnen Menschen stellen muss" (PW 5/371f.), ein Bezugspflegesystem ideale wie gleichzeitig auch notwendige Voraussetzungen für eine derartige Arbeit mit dem Patienten.

5. Datenanalyse und Interpretation der Experteninterviews

Die Orientierung am konkreten Zustand des Pflegebedürftigen in seiner jetzigen Situation und unter Berücksichtigung seines lebensweltlichen Hintergrundes verweist auf das hier vorliegende Verständnis der Subjektbezogenheit pflegerischen Alltagshandelns. Aufgrund der Individualität des Pflegebedürftigen sind pflegerische Handlungsvollzüge nicht standardisierbar. Pflegehandeln konstituiert sich immer wieder neu im Hier und Jetzt. Dies erfordert von den Pflegenden u.a. erhebliches Engagement und hohe Flexibilität. Mittels der stellvertretenden Deutung individueller Pflegeprobleme und in Rückgriff auf ihr Wissen werden Handlungsalternativen ausgewählt und dem Pflegebedürftigen als Angebot unterbreitet. Im Rahmen gemeinsamer Aushandlungs- und Gestaltungsprozesse (PW 6/71-81), die auf einer symmetrischen Beziehungsebene verlaufen, wird schließlich die bestmögliche Wahl getroffen. Sollte der Pflegebedürftige aufgrund seines konkreten Zustandes oder unter den spezifischen Bedingungen der Situation nicht in der Lage sein, sich aktiv in die pflegerische Beziehungspraxis einzubringen, handeln die Pflegenden „mutmaßlich für den Patienten, mit ihm" (PW 1/60). Wenn es ihnen möglich ist, greifen sie zu dieser Entscheidungsfindung auch auf Informationen aus dem sozialen Umfeld des Pflegebedürftigen zurück. Die stellvertretend getroffenen Entscheidungen werden in diesem Fall auf der Basis des theoretischen Wissens vor sich selbst reflektiert und gezielt evaluiert sowie bei Bedarf modifiziert:

> Dann frag ich die Angehörigen. Wie liegt der Gast gern? Welche Gewohnheiten hat er, Was kennt er? Und ich kann ja auch beobachten. Ich habe das ja gelernt. Und ich sehe, wird der Gast unruhig bei der Lagerung, verändert sich der Gesichtsausdruck, hat er Schmerzen. Oder ist er entspannt, fühlt sich wohl. Ich versuch dann, das Optimale für den Gast zu finden. Ich achte also ganz gezielt auf Veränderungen und pass meine Pflege daran an. (PW 1/161-168)

Neben der Verdeutlichung der Prozesshaftigkeit pflegerischen Handelns wird an dieser Stelle erneut der hohe Stellenwert einer adäquaten Berücksichtigung des lebensweltlichen Hintergrundes des Pflegebedürftigen und seiner individuellen Gewohnheiten im Kontext pflegerischen Alltagshandelns hervorgehoben. „ Der Gast hat ein Leben geführt, das muss ich berücksichtigen" (PW 1/129f.). In der Klarheit und Eindeutigkeit, in der hier die Notwendigkeit der Berücksichtigung des lebensweltlichen Hintergrundes zum Ausdruck gebracht wird, zeigt sich ein Indiz, dass das Handeln dieser Pflegenden auf einer soliden Pflege- bzw. Berufsethik fußt, der ein humanistisches Menschenbild zu Grunde liegt.[42] Insbesondere in den praktischen Arbeitsbereichen der Altenpflege und Gerontopsychiatrie erfahren Methoden der biografischen Arbeit seit Jahren zunehmende Wertschätzung und Anerkennung. Als wissenschaftliche Arbeitsmethoden und zweckmäßige Instrumente pflegerischen Handelns (vgl. auch Friebe 2004) gehören sie bisher aber nicht verpflichtend zum Standardrepertoire pflegerischer Ausbildungsinhalte.

Die Gestaltung pflegerischer Handlungspraxis gründet bei den hier Interviewten auf einer symmetrischen Beziehung zwischen Pflegekraft und Pflegebedürftigem. Beide tragen gleichermaßen verantwortlich als handelnde Akteure zum Gelingen der Situation bei. Die Symmetrie der Beziehung wird im Vollzug praktischen Alltagshandelns durch die inhärente Abhängigkeit des Pflegebedürftigen von der Expertise der Pflegekraft nicht in Frage gestellt. Den Pflegebedürftigen werden keine Entscheidungen aufoktroyiert. Partizipation und Selbstermächtigung sind Handlungsprämissen der Pflegenden. Die Verpflichtung gegenüber den Pflegebedürftigen wird von den Pflegekräften sehr ernst genommen: „Da lassen wir uns schon was einfallen. Wir werden nie jemanden da so auflaufen lassen und sagen: ja, dann kommen wir halt nicht mehr" (E 9/245-247). Sie stößt aber dort auf ihre Grenzen, wo der Pflegebedürftige seine Mitarbeit bewusst und dauerhaft verweigert: „Das ist dann nicht mehr unser Aufgabenbereich, der ist dann selbst verantwortlich" (E 9/208f.). Grundvoraussetzungen für die Gestaltung und das Gelingen einer pflegerischen Beziehungspraxis, wie sie von den Interviewten ausgeübt wird, sind damit eine grundsätzlich vorhandene – oder stellvertretend deutend gemutmaßte – Kooperationsbereitschaft und Freiwilligkeit auf Seiten des Pflegebedürftigen. Aufgrund ihrer spezifischen Expertise ist es den Pflegenden möglich mit Ablehnungen reflektiert umzugehen und sie nicht als persönlichen Affront zu betrachten. Entsprechend findet sich an keiner Stelle des Datenmaterials eine abfällige oder gering schätzen-

---

[42] Der Würdigung und Beachtung der Biografie des einzelnen Menschen kommt zunehmend auch im Rahmen von Globalisierungsprozessen und der damit verbundenen Entstehung einer multikulturellen Gesellschaft eine immense Bedeutung zu. Nicht nur die Pflege steht hier vor einer gewaltigen Herausforderung.

5. Datenanalyse und Interpretation der Experteninterviews

de Bemerkung über einzelne Pflegebedürftige. Hier zeigt sich, dass die Sozialbeziehung, in die die Pflegenden mit den Pflegebedürftigen treten, trotz der diese Beziehung tragenden und charakterisierenden intimen Nähe, immer auch und zuvorderst eine spezifisch rollenförmige ist.

Pflegerisches Handeln konstituiert sich nicht ausschließlich in der Beziehungsdyade von Pflegekraft und Pflegebedürftigem. Je nach konkreter Situation sind häufig auch weitere professionelle Akteure des Gesundheitswesens an einer umfassenden Versorgung des Pflegebedürftigen beteiligt. Die Pflegenden nehmen dabei, in einer von ihnen als multidisziplinär und interprofessionell verstandenen Zusammenarbeit, für den Pflegebedürftigen das Mandat des Fürsprechers und Sprachrohrs wahr:

> Wir vermitteln für den Gast, unterstützen sein Anliegen, wenn er dies nicht in ausreichendem Maß machen kann. [...] Manche Sachen kann er vielleicht nicht richtig auf den Punkt bringen. Und wir haben ja auch unsere Beobachtung. (PW 1/72-77)

Zwar besteht bei vielen Tätigkeiten das Faktum der ärztlichen Weisungsbefugnis. Die Anordnungen werden jedoch kritisch-reflektiert hinterfragt und ihre Durchführung situativ im Einzelfall abgelehnt: „und da wird ich mich hüten dem Patienten das einzutrichtern" (E 9/772-778).

Die Anlässe für eine interprofessionelle und multidisziplinäre Zusammenarbeit beschränken sich bei den Pflegenden nicht lediglich auf Rückmeldungen als Reaktion auf aufgetretene bzw. erkannte Probleme. Tagtäglich initiieren die Pflegenden im Rahmen ihrer Arbeit eine Vielzahl von argumentativ geführten, diskursiven Aushandlungsprozessen mit anderen Berufsgruppen.

> Wenn ich zum Beispiel der Meinung bin, es würde diesem Patienten jetzt einmal gut tun, das er jetzt 3 Stunden mal schläft, und da eben keiner reingeht, weil man die Sachen auch später machen kann, dann ist das oft ein Aushandlungsprozess. (PW 1/217-222)

Im Fokus steht dabei ihr von Empathie geprägtes Interesse am Wohl des jeweiligen Pflegebedürftigen. Unter respektvoller Anerkennung der spezifischen Fachkompetenzen einzelner Berufsgruppen zielt ihre Intention dahin, dass diese integrativ als Ressourcen in bestmöglicher Weise für die Belange des Pflegebedürftigen zum Einsatz gelangen. Somit streben die Pflegenden danach, eine möglichst hohe Kongruenz zwischen Unterstützungsbedarf und Unterstützungsangebot herzustellen.

5.2.5 Vorstellungen von einer »guten« Pflege

Die Pflegenden attribuieren der spezifischen Art und Weise, in der sie versuchen pflegerisches Handeln im Alltag zu verwirklichen, alles in allem eine hohe Qualität. Ihre erreichte Pflegekompetenz haben sie nach eigener Einschätzung über die Jahre der Berufserfahrung erworben. Der Stellenwert von Erfahrungswissen für die Chance zur Realisierung einer hochwertigen Pflege wird ausdrücklich betont. Den Erfolg und die Güte ihres pflegerischen Handelns definieren sie über das Ausmaß, wie ihnen situativ eine optimale Zielerreichung pflegericherer Beziehungspraxis gelingt. Dabei differenzieren sie pflegerische Zielsetzungen in Abhängigkeit der individuellen Lebenssituation des Pflegebedürftigen. Eine im Hospiz arbeitende Pflegekraft bringt dies folgendermaßen zum Ausdruck:

> Im Krankenhaus muss ich viel mehr gucken, dass der Patient wieder selbständig wird. Möglichst viel an Gesundheit zurückgewinnt. Ich muss mehr anleiten und beraten. Den Patienten anhalten zum selbst tun. Mich überflüssig machen. Das ist ganz wichtig dort. Das muss ich im Hospiz in dieser Weise nicht. Der Gast muss nicht wieder selbständig werden. […] Im Krankenhaus war Erfolg, wenn die Patienten möglichst gesund nach Hause gingen. Jetzt ist es, wenn sie in Würde und zufrieden sterben. Ich habe ein ganz anderes Ziel. (PW 6/213-219)

Allerdings kritisieren sie auch deutlich einige Handicaps, die der Realisierung einer optimalen Pflege hinderlich im Wege stehen. Hier handelt es sich insbesondere um die Einschränkung der Handlungsautonomie und die Diffusität von Pflege:

Die Einengung der Handlungsautonomie als Ausdruck hierarchischer Strukturen wird tendenziell belastender erlebt als die einschränkenden Notwendigkeiten ökonomischer Maxime. „Was in der Pflege absolut zu kurz kommt ist die Eigenständigkeit des Handelns; dass man immer weisungsgebunden ist. Abhängig ist" (PW 1/237-239). Nach Ansicht der Interviewten

5. Datenanalyse und Interpretation der Experteninterviews

könnte Pflege wesentlich effizienter und effektiver gestaltet werden, wenn mehr Handlungsfreiräume zur Verfügung stehen würden. Vorhandene Wissens- und Handlungsexpertise kann unter restriktiven Bedingungen nur bedingt verwertet werden. Es bedarf eines gewissen Freiraumes, um entsprechendes pflegerisches Handeln alltagsweltlich zu konstruieren.

Ein weiteres Handicap liegt in der Diffusität pflegerischer Aufgaben, die sich durch deren Unbestimmtheit und Vielfalt ergibt. „Also Pflege ist für alles zuständig, finde ich ein falscher Ansatz. Sondern Pflege müsste eingegrenzt werden" (PW 6/367f.) Derzeit übernimmt Pflege viele »pflegefremde« Aufgaben. Angesichts der Komplexität pflegerischen Handelns erscheint eine pauschale Dichotomisierung in »pflegeeigene« und »pflegefremde« Tätigkeiten zwar als problematisch. Dennoch stehen viele Pflegekräfte alltäglich vor dem Problem mit einer Unzahl von Aufgaben belastet zu sein, die sie von der Arbeit mit den Pflegebedürftigen abhalten: „Du musst ja immer noch das Telefon bedienen, du musst [...] Hol- und Bringedienste machen" (PW 1/433-435). Diese Problematik ergibt sich u.a. sowohl aus der Hausarbeitsnähe pflegerischer Arbeiten als auch ihrer Soziogenese als medizinischer Heilhilfsberuf. Pflege ist aber nicht omnipotent. Wie jede andere erwerbsförmig ausgeführte Tätigkeiten verfügt sie nicht über unbegrenzte Kapazitäten. Der zur Verfügung stehenden Zeitfaktor macht es erforderlich und zweckmäßig Tätigkeiten abzugeben, die auch von weniger qualifizierten Personen ausgeübt werden können, sowie die im Alltag praktizierte Delegation von Tätigkeiten anderer Berufsgruppen begründet abzulehnen. Die reflektierte Einsicht nicht vorhandener Omnipotenz bezieht sich aber auch auf die selbstkritische Hinterfragung vorhandener bzw. fehlender Expertise:

> Heute mache ich nicht mehr alles. Ich überleg, was brauch ich, hab ich das Wissen dazu. Und wenn ich mir unsicher bin, les ich nach, informier mich, frag andere, von denen ich weiß, dass sie über spezifische Fachkompetenz verfügen. Ich kann schließlich nicht Alles wissen. Ich erkenne meine Grenzen, kann mir aber helfen, indem ich andere hinzuziehe, die die entsprechende Kompetenz haben, oder mich entsprechend vorher schlau mache. (PW 1/193-200)

Diese hier beschriebene Selbstbeschränkung, die in der Fähigkeit gründet, einerseits zu erkennen, wann im Pflegehandeln auf Grenzen gestoßen wird, andererseits aber auch diese Krise einer adäquaten Lösung zuführen zu können, kann als Zeichen hoher reflektierter Pflegekompetenz und Handlungsfähigkeit gewertet werden.

In einem kurzen Resümee lässt sich festhalten, dass das alltägliche Pflegehandeln der hier Interviewten durch eine besondere Art der Beziehungsgestaltung zu dem einzelnen Pflegebedürftigen gekennzeichnet ist. Aufgrund ihrer Expertise leisten die Pflegenden unter Respektierung der Autonomie der Lebenspraxis des Pflegebedürftigen einen spezifischen, kritisch-reflektierten Handlungsbeitrag. Pflegehandeln charakterisiert sich an dieser Stelle als Pflege *mit* dem Patienten, nicht als Pflege *am* Patienten.

6 Diskussion der Ergebnisse

Die im Rahmen der vorangegangenen theoretischen Betrachtungen sowie aus der empirischen Untersuchung gewonnenen Ergebnisse lassen sich nachfolgend unter Beachtung der das Erkenntnisinteresse dieser Arbeit leitenden Fragestellung zusammenführen und diskutieren. Ausgangspunkt dieser Forschungsarbeit war die Beobachtung, dass für das Handeln beruflich Pflegender der Begriff der professionellen Pflege in den Praxisalltag Eingang gefunden hat und selbstverständliche Verwendung findet. Nach der erfolgten theoretischen Annäherung an die Merkmale professionellen (Pflege-)handelns und der im Anschluss vorgenommenen explorativen Erkundung des pflegerischen Handlungsalltags, kann nun unter Bezug auf die empirischen Ergebnisse erörtert werden, ob professionelles Pflegehandeln im Alltag Vision oder Wirklichkeit ist.[43]

6.1 Professionelles Pflegehandeln im Alltag – Vision oder Wirklichkeit?

Entsprechend der in dieser Arbeit vollzogenen theoretischen Fassung des Begriffes professioneller Pflege äußert sich Professionalität pflegerischen Handelns im konkreten praktischen Handeln zwischen Pflegekraft und Pflegebedürftigem. Die soziale Beziehung zwischen beiden Akteuren gestaltet sich dabei als eine Spezifische: der Pflegebedürftige befindet sich in der Rolle des Klienten, die Pflegekraft agiert in der Rolle des Professionellen. (vgl. auch Kap. 3.1 und 3.3). Eine professionell handelnde Pflegekraft ver-

---

[43] Dabei erfolgt an dieser Stelle aber noch einmal der ausdrückliche Verweis, dass die Ergebnisse der vorliegenden empirischen Untersuchung einem qualitativen Forschungsdesign entstammen. „Qualitative Forschung kann nur Aussagen machen über die konkret beobachtete Situation und die konkreten Menschen in ihrer speziellen sozialen und geschichtlichen Umwelt. Das macht die Ergebnisse dieser Forschung wenig verallgemeinerbar [...], sie können allenfalls Hinweise liefern und das Auge in eine bestimmte Richtung lenken" (Veit 2004: 137).

6. Diskussion der Ergebnisse

fügt sowohl über fundierte theoretische Kenntnisse als auch die Fähigkeit hermeneutischen Fallverstehens. Die professionelle Leistung besteht nun darin, dass das generelle Regelwissen von den Pflegekräften derart in der Pflegepraxis genutzt und flexibel gehandhabt wird, dass es der jeweiligen besonderen und individuellen Situation des Pflegebedürftigen entspricht bzw. gerecht wird. Die professionellem Handeln inhärente Beachtung und Würdigung des individuellen Falles, die Berücksichtigung der autonomen Lebenspraxis des Klienten, führt dazu, dass im Handeln selbst die vorhandenen theoretischen Kenntnisse unter der Zielsetzung einer bestmöglichen Problemlösung eine kritisch-reflektierte Übertragung bzw. Adaption auf den konkreten Einzelfall erfahren.

Die theoretische Auseinandersetzung mit den Grundlagen pflegerischen Handelns (Kap. 3.2 und 3.3)) hat gezeigt, dass Pflegehandeln in vielfältigem Maße über inhaltliche Voraussetzungen der Professionalisierbarkeit verfügt. Die Ergebnisse der qualitativen Studie zeigen jedoch, dass die Möglichkeit professionellen Pflegehandelns in der Pflegepraxis zwar nicht kategorisch ausgeschlossen ist, eine so verstandene und ausgeübte Handlungspraxis aber insgesamt derzeit kein Alltagsphänomen darstellt.

6.1.1 Pflegehandeln fernab jeglicher Professionalität

Das Gros der untersuchten Pflegenden handelt technokratisch und verrichtungsorientiert. Der Pflegebedürftige wird in Ansätzen zum Handlungsobjekt versachlicht. Die Einzigartigkeit seiner Person und Situation erfährt im Pflegehandeln keine angemessene Berücksichtigung. Das Handeln der Pflegenden weist somit bezüglich des in dieser Arbeit angelegten Anspruchs an professionelles Pflegehandeln klare Defizite auf:

Zum Gebrauch theoretischer Kenntnisse
Dem Handeln der meisten Pflegekräfte fehlt der für professionelles Handeln typische reflektierte Bezug auf universalisiertes Regelwissen als Entscheidungsgrundlage bzw. Orientierungs- und Begründungsfolie ihres Wirkens. Die professionellem Handeln inhärente ausdrückliche Verwiesenheit der Gestaltung von Handlungsvollzügen auf theoretische Expertise wird stattdessen mehrheitlich durch die unreflektierte Befolgung und Abarbeitung

6. Diskussion der Ergebnisse

starrer Handlungsschemata bzw. auf der Grundlage tradierten und/oder intuitiven, „aus dem Bauch heraus" kommenden Wissens, ersetzt. Fachliches Wissen, das in der Ausbildung vermittelt worden ist, kommt damit in der Handlungspraxis überwiegend in der reduzierten Funktion zweckdienlichen Rezeptwissens, als instrumentell-technische Gebrauchsanweisung zum Einsatz, die eine – aus professionstheoretischer Sicht eher als minimalistisch zu bewertende – Funktionsfähigkeit der Pflegenden bei einfachen, ausführenden Tätigkeiten sicherstellt.

Es stellt sich die Frage, in welchem Ausmaß bisher – unbeabsichtigt oder aber möglicherweise auch systematisch intendiert (?)[44]– innerhalb der beruflichen Erstausbildung zu der Herausbildung eines derartigen Handlungstypus beigetragen worden ist: Während der Ausbildung sind pflegerische Techniken vornehmlich anhand von festen Handlungsschemata und Checklisten vorgestellt und vermittelt worden. In ihrem weiterem Berufsleben schaffen es, wie auch die Untersuchung von Veit zeigt, examinierte Pflegekräfte dann „jedoch nur selten, sich von diesen Standards zu lösen" (Veit 2004: 206). Auch nach dem Examen hält ein großer Teil der Pflegekräfte weiter an den in der Ausbildung erlernten und/oder im Rahmen der weiteren beruflichen Sozialisation angeeigneten starren – regelrecht automatisiert in Handlungsroutinen zur Anwendung gelangenden – Standards fest. Erlerntes Wissen erfährt damit im beruflichen Alltagshandeln seitens der Pflegekräfte lediglich eine Reproduktion, und keine situationsangemessene und bedarfsgerechte Modifikation. Im langfristigen Erwerbsleben bleibt diesen Pflegekräften damit auch eine Modernisierung oder fachliche Erweiterung ihres Handlungswissens verwehrt.

Neben der unreflektierten Fixierung auf technisch-instrumentellen Standards fällt bei den hier interviewten Pflegenden zusätzlich der bei Gelegenheit bzw. bei Bedarf wiederkehrend stattfindende Rückgriff auf subjektives Laienwissen auf. In Situationen, in denen Handlungsschemata fehlen, sich dem Empfinden der Pflegekräfte nach aber auch als ungeeignet oder über-

---

[44] Vgl. hierzu den von übrigen Berufsausbildungen abweichenden Sonderweg beruflicher Aus- und Weiterbildung bei den Pflegeberufen. Die zu beobachtenden, bis in die Gegenwart reichenden Restriktionen beruflicher Bildung für Pflegekräfte entsprechen vielgestaltigen externen, auf die Pflege Einfluss nehmenden, institutionell-strukturellen gesundheits- und gesellschaftspolitischen Verwertungsinteressen (siehe auch Kap. 1.2).

flüssig erweisen, erfolgt der Rückgriff auf alternativ verfügbare Wissensvorräte. Es handelt sich dabei um öffentlich Geltung beanspruchende Allgemeintheorien und/oder explizit eigene Ansichten und Meinungen. Hierfür können mehrere Gründe ursächlich sein. Eine denkbare Erklärung wäre, dass diese Pflegekräfte tatsächlich nicht in ausreichendem Maße – quantitativ und qualitativ – über fundiertes Pflegefachwissen verfügen. Eine andere, dass zwar entsprechendes Wissen vermittelt worden ist, dieses aber von den Pflegenden selbst nicht praktisch genutzt werden kann; es sich also um die Problematik eines praktischen Theorie-Praxis-Transfers handelt. In beiden Fällen würde der Rückgriff auf subjektives Laienwissen für die Betreffenden eine konkrete Entlastung in der Pflegepraxis darstellen, die vornehmlich dazu dient, situativ die Handlungsfähigkeit der Pflegenden sicher zustellen.

Zur Wahrnehmung der Person des Pflegebedürftigen
Neben dem fehlenden Bezug auf reflektiertes theoretisches Pflegefachwissen fällt bei den in dieser Arbeit untersuchten, überwiegend verrichtungsorientiert tätigen Pflegenden auf, dass die Person des Pflegebedürftigen im Kontext pflegerischen Handelns nicht die Wertschätzung und Aufmerksamkeit erfährt, wie sie professionellem Handeln ein selbstverständliches Anliegen ist. Dominant ist eine von der Individualität des Einzelnen abstrahierende kategorisierende Typisierung. Die Einteilung erfolgt dabei vielfach nach defizitären, bio-medizinischen Gesichtspunkten. Dies entspricht der klassischen medizinisch-pathogenetischen, objektorientierten Denk- und Ausbildungstradition früherer Jahrzehnte. Der lebensweltliche Hintergrund des Pflegebedürftigen, die Individualität des Menschen und die Kontextgebundenheit der Situation erfahren kaum Beachtung, werden häufig ignoriert. Die interviewten Pflegekräfte räumen offen ein, dass sie zumeist von ihrem standardisierten, den einzelnen Menschen zum Fall verobjektivierenden Handeln erst abweichen, wenn die Beachtung der Besonderheit der Situation von dem Pflegebedürftigen selbst vehement und nachhaltig einfordert wird. Die fehlende Berücksichtigung der Individualität des Menschen mit Pflegebedarf widerspricht elementaren Voraussetzungen für ein Pflegehandeln, das – unter den in dieser Arbeit in Anlehnung an Oevermanns »Strukturlogik professionalisierten Handelns« hergeleiteten Anforderungen – als professionelles Pflegehandeln bezeichnet werden kann.

6. Diskussion der Ergebnisse

Die Aufhebung der Individualität und der sozialen Lebensbezüge von Menschen mit Pflegebedarf durch die Subsumierung des individuellen Einzelfalls unter eine generalistische Kategorie begünstigt das im Alltag praktizierte technokratische Verrichtungshandeln der Pflegekräfte. Die im Verfahren des »label-approach« vorgenommene Allokation des Einzelnen zu einem bekannten und vertrauten Handlungstypus bewirkt für die Pflegekräfte Entlastung und Sicherheit. Schließlich liegen für normierte Fälle verfügbare rezeptartige Handlungsstandards vor. Pflegehandeln erfolgt so routinemäßig und subjektverkürzt im Sinne von »Pflege bei ...«. Berufliche Pflege reduziert sich im Alltag demzufolge wieder, wie bereits herausgearbeitet, in der unreflektierten Reproduktion von Standardsituationen. Die unkritische und einseitige Abstraktion von der Besonderheit der Situation, von der Individualität des Pflegebedürftigen, ist für eine derartige Pflegepraxis unerlässlich.

Die dargestellte, im Rahmen von Standardisierungen vorgenommene Verobjektivierung des Subjekts, verweist somit neben »theoretischen« Defiziten gleichermaßen auch auf fehlende hermeneutische Fähigkeiten der Pflegenden. Wie bei den bereits erörterten Wissensbezügen kann auch in Bezug auf das individuelle Fallverstehen in der Pflegepraxis ein weiteres, sich für Pflegehandeln im Alltag offensichtlich als typisch erweisendes Phänomen beobachtet werden: Neben dem Primat der Standardisierung wird wiederum auf Elemente und Alltagsstrategien subjektiver Laienpflege zurückgegriffen. Die hieraus resultierende Diffusität der Sozialbeziehung zwischen Pflegekraft und Pflegebedürftigen, der Verlust der erforderlichen Ausgewogenheit von Nähe und Distanz, verweist auf traditionelle Strukturen helfender Beziehungen, entspricht aber weder dem Handeln innerhalb einer spezifischen Berufsrolle noch dem Handeln professionell Agierender. Die erkennbare Ambivalenz im alltäglichen Pflegehandeln von augenfälliger Verobjektivierung des Pflegebedürftigen einerseits und fehlender Abgrenzung und sich in Intimität verlierender Verschmelzung andererseits verdeutlicht die fehlende Fähigkeit hermeneutischen Fallverstehens. Das professionelle Potential pflegerischen Handelns, über eine offen-empathische, aber zugleich auch distanzierte Perspektivenübernahme den bestmöglichen Beitrag zur Krisenbewältigung des Pflegebedürftigen zu finden, bleibt damit derzeit in der Wirklichkeit pflegerischen Alltagshandelns ungenutzt. Es handelt sich hier um

6. Diskussion der Ergebnisse

einen Aspekt, der auch in den anschließenden Überlegungen zum Qualifizierungsbedarf Berücksichtigung erfahren wird.

Kurz zusammengefasst zeigen sich die eingangs angesprochenen Defizite professionellen Handelns also sowohl in der fehlenden flexiblen und angemessenen Nutzung fundierter theoretischer Kenntnisse als auch im Fehlen hermeneutischer Kompetenzen. Die Neigung zur unreflektierten Standardisierung, die es den Pflegekräften ermöglicht, vertraute Handlungssituationen zu reproduzieren, zeigt sich in der gesamten praktischen Beziehungsgestaltung zum Pflegebedürftigen. Im Rahmen der Berufsausübung erbrachtes Pflegehandeln konstituiert sich in der Praxis damit nicht als soziales Arbeitsbündnis zwischen Pflegekraft und Pflegebedürftigem, sondern zeigt sich zumeist als asymmetrischer verrichtungsorientierter Handlungsvollzug mit technokratischen Zügen. Darüber hinaus lässt sich im praktischen Handeln der Pflegenden insgesamt zugleich auch eine – unter berufs- und professionstheoretischen Gesichtspunkten problematische – Affinität zum Wesen vorberuflicher Laienpflege feststellen.

Die massive Verwiesenheit auf Handlungsfähigkeit sichernde Standardisierungen, die sich im Rahmen der Verobjektivierung und generalisierenden Kategorisierung der Pflegebedürftigen, der instrumentellen Verwendung rezeptartiger starrer Handlungsschemata und der strikten Unterordnung unter Struktur gebende Raster (wie z.B. Zeit, Anordnungen,...) zeigt, weist auf gravierende Mängel erwarteter bzw. erwartbarer Handlungsfähigkeit hin: nicht nur hinsichtlich der Frage evtl. Professionalität, sondern bereits vorher: unter dem Aspekt originär fachlicher Berufsarbeit.

6.1.2 Professionalität im pflegerischen Alltagshandeln – nicht grundsätzlich ausgeschlossen

Die professionellem Handeln inhärente Dialektik der gleichzeitigen Beachtung des Besonderen im Allgemeinen und des Allgemeinen im Besonderen lässt sich aber offenbar dennoch durchaus in der Pflegepraxis realisieren. Dies belegen die Interviews des insgesamt kleineren Anteils der interviewten Pflegekräfte, in denen deutlich eine professionelle – innere wie äußere – Haltung zum Ausdruck kommt. Professionelles Pflegehandeln ist also nicht nur eine plakative Worthülse, die in der Wirklichkeit pflegerischen Alltags-

6. Diskussion der Ergebnisse

handeln lediglich eine idealisierte Vision, nicht aber eine reale Handlungsoption in Gegenwart und Zukunft widerspiegelt. Diese in Kap. 5.2 explizit dargestellte Gruppe versucht tagtäglich aufs Neue ihr Pflegehandeln – trotz widriger struktureller Rahmenbedingungen – als professionelle Leistung in der Beziehungsgestaltung zwischen Professionellem und Klient zu erbringen. In ihren Äußerungen offenbart sich die Fähigkeit und Bereitschaft individuellen Fallverstehens. Dabei respektieren sie die Autonomie der Lebenspraxis der Pflegebedürftigen und verstehen ihre Arbeit als einen Beitrag zur Selbstermächtigung des jeweiligen Menschen mit Pflegebedarf. Pflegehandeln wird von ihnen fallgerecht auf der Grundlage theoretisch fundierter Kenntnisse gestaltet. Durch den reflektierten Transfer ihres Regelwissens auf den Einzelfall sind sie in der Lage, situativ und unter Berücksichtigung der Besonderheit der Situation, flexibel Handlungsalternativen zu entwickeln, die einen bestmöglichen Beitrag zur Problemlösung bzw. Krisenbewältigung leisten.

Wenn die Professionalität pflegerischen Handelns aber offenbar als Option in der Alltagswirklichkeit – in beschränktem Umfang – existiert und praktiziert werden kann, wie diese Pflegekräfte belegen, stellt sich die zwingende Frage, warum einige Pflegekräfte die hierfür erforderlichen Kompetenzen besitzen bzw. nutzen, das Gros der Pflegenden aber nicht. Haben doch alle eine gleichartige berufliche Sozialisation in und für den Beruf erfahren, arbeiten weitgehend unter denselben institutionell-strukturellen Rahmenbedingungen. Zwar zeigt sich in den Daten, dass das System der Bezugspflege professionelles Handeln möglicherweise zu erleichtern scheint. Demgegenüber muss aber kritisch eingewendet werden, dass von den im ambulanten Sektor tätigen Pflegekräften alle derartige Rahmenbedingungen für ihr Handeln haben, professionelles Handeln bei der im Rahmen dieser Arbeit betrachteten Personengruppe ambulanter Pflegekräfte aber eher eine Ausnahme darstellt. Die Datenanalyse zeigt darüber hinaus, dass auch eine pflegewissenschaftliche Weiterqualifizierung noch keine hinreichende Garantie für die Professionalität der betreffenden Pflegekräfte im Praxisalltag darstellt. Hier wäre u.a. zu fragen, in welchem Ausmaß sich die vorherige – zumeist langjährige – berufliche Sozialisation in und durch den Pflegeberuf nachhaltig auf die Art und Weise des Handelns der Pflegekräfte mit akademischer Zusatzqualifikation auswirkt.

6. Diskussion der Ergebnisse

Wie ihren Kollegen fehlt auch den professionell handelnden Pflegenden die formal zugestandene Autonomie des Handelns.[45] Sie verharren in ihrer Arbeit aber keineswegs in der unkritischen und überwiegend reaktiven Befolgung von Anweisungen. Innerhalb der gegebenen Möglichkeiten nutzen sie in anwaltschaftlicher Fürsorge die verbleibenden Gestaltungsspielräume voll aus. Darüber hinaus treten sie im Interesse des Pflegebedürftigen auch an den Schnittstellen zu anderen Professionen immer wieder in Aushandlungsprozesse. Ihr Erfolg begründet sich in der gezielt eingesetzten Fähigkeit, Entscheidungen und Handeln auf der Basis fundierter theoretischer Kenntnisse reflektiert und begründet vor sich selbst und nach Außen vertreten zu können. Im Gegensatz zu den »nicht-professionell« handelnden Pflegenden sind sie in der Lage, dass in vorangehenden Qualifizierungsprozessen erworbene Wissen aktiv und flexibel zu nutzen, es nachfolgend im Berufsleben mit dazukommendem Erfahrungswissen effektiv weiter zu vergrößern. Ihr Handeln beschränkt sich nicht darin, erworbenes Regelwissen unreflektiert in Handlungsroutinen zu reproduzieren. Die Möglichkeit des kritisch-reflektierten Rückgriffs auf universalisiertes Regelwissen bildet bei ihnen die Grundlage für die hierauf aufbauende Kompetenz, theoretisches Wissen in der Alltagspraxis situativ abwägend, flexibel und dem Bedarf des Einzelfalls angemessen, einzusetzen. Das Vorliegen einer theoretischen Expertise dieser Qualität, die neben fachlichen auch sozial-kommunikative, methodische und personale Kompetenzen beinhaltet, stellt insofern immer auch eine unabdingbare Voraussetzung für die im Rahmen einer professionellen Beziehungsgestaltung ebenfalls erforderliche Fähigkeit individuellen Fallverstehens dar.

6.2 Überlegungen zum Qualifizierungsbedarf

Unter der Annahme, dass Professionalität des Handelns erlernbar ist, können die Ergebnisse der durchgeführten empirischen Studie abschließend dazu

---

[45] Diese wurde in den verschiedenen professionstheoretischen Ansätzen übereinstimmend als unverzichtbare Notwendigkeit für die Professionalität Handelnder angesehen. Es stellt sich aber die Frage, wie zeitgemäß die Forderung nach einer derart umfassenden Autonomie in der modernen Arbeitsgesellschaft der Gegenwart noch ist.

6. Diskussion der Ergebnisse

genutzt werden, aus darin enthaltenden Hinweisen erste Überlegungen zum erforderlichen Qualifizierungsbedarf abzuleiten. Dabei weisen die vorliegenden Erkenntnisse eindringlich auf die Notwendigkeit hin, das Ausmaß des bestehenden Aus- bzw. Weiterbildungsbedarfes der Pflegekräfte nicht zu bagatellisieren. Geht es doch, wie sich gezeigt hat, nicht nur um vornehmlich bildungs- und berufspolitische Aspekte einer möglichen Professionalisierung, sondern gleichzeitig – und mit Nachdruck – auch um die Qualifizierungsproblematik einer scheinbar immer noch nicht gänzlich gelungenen bzw. abgeschlossenen Verberuflichung.

6.2.1 Bildungspolitische Implikationen zur nicht-akademischen Erstausbildung[46]

Die Professionalität pflegerischen Handelns zeigt sich in der konkreten Praxis pflegerischer Beziehungsgestaltung, in der situativen, kritisch-reflektierten Übertragung theoretischen Wissens auf den konkreten Einzelfall. Die Ergebnisse der empirischen Untersuchung verweisen dagegen auf die, einem derartigen Handeln widersprechende, Problematik der Handlungsverhaftung der Pflegenden in starre Routinen und feste, unhinterfragt zur Anwendung gelangende Handlungsschemata. Damit wird der Blick einerseits auf die vordringliche Frage gelenkt, welchen Bedingungen dies geschuldet ist und wie andererseits im Rahmen der beruflichen Sozialisation zur Entwicklung und zum aktiven Gebrauch des dringend notwendigen – kritisch-reflektiert zum Einsatz gelangenden – theoretisch fundierten Fachwissens wie zur Ausbildung hermeneutischen Fallverstehens beigetragen werden kann. Dazu sollen an dieser Stelle erste Gedanken und Anregungen zusammengetragen werden.[47]

---

[46] Parallelen bestehen für ein Gros der an eine spätere Berufstätigkeit anschließenden Qualifizierungsmaßnahmen, die für die Zielgruppe der Pflegekräfte auf dem nichtakademischen Fort- und Weiterbildungssektor angeboten werden.

[47] Die Entwicklung bzw. Ausarbeitung eines zweckdienlichen eigenen Konzeptes kann im beschränkten Rahmen dieser explorativ angelegten Arbeit nicht geleistet werden, würde aber eine interessante und anspruchsvolle Herausforderung für eine weiterführende Auseinandersetzung mit dem Untersuchungsgegenstand darstellen.

6. Diskussion der Ergebnisse

Zu den pädagogisch-fachlichen Qualifikationen der Lehrenden
Ein folgenreiches Negativum für eine an Kriterien der Professionalität ausgerichtete Handlungsermächtigung der Pflegekräfte innerhalb beruflicher Ausbildung resultiert aus dem Sachverhalt, dass der theoretische Unterricht bis heute hauptsächlich von Lehrenden mit defizitären pädagogisch-fachlichen Qualifikationen erteilt wird. Bei den hauptberuflichen »Unterrichtskräften« bzw. »Lehrern und Lehrerinnen für Pflegeberufe« handelt es sich bisher zumeist um Pflegekräfte, die an einer zumeist ein- bis zweijährigen, von Bund und Ländern gesetzlich nicht geregelten, pflegerischen Weiterbildung teilgenommen haben, die auf die formal und inhaltlich ebenfalls nicht näher bestimmten Tätigkeiten an einer Krankenpflegeschule vorbereiten sollen. Aufgrund ihrer beruflichen Sozialisation entspricht das Selbstverständnis der auf diese Weise für ihre Ausbildungstätigkeit vorbereiteten Personen eher einer – bereits in und durch das traditionelle System sozialisierten – Krankenpflegekraft als dem eines Lehrers (u.a. Mücke 1994). Der übrige Unterricht wird von Fremddozenten und Honorarkräften erteilt, die sich überwiegend – mal mehr, mal weniger freiwillig – aus dem Ärztebestand des Krankenhauses, das in der Regel zugleich Standort und Träger der Ausbildungsstätte ist, rekrutieren. Implizit leistet dabei der Unterricht der Ärzte dem Erhalt traditioneller Berufsstrukturen stabilisierend Vorschub. Zudem erschwert die geringe bzw. schlechte Verfügbarkeit geeigneter und gewillter Fremddozenten die Organisation und Durchführung der Ausbildung außerordentlich, schränkt eine ausbildungszielorientierte Gestaltung des theoretischen und praktischen Unterrichtes erheblich ein (vgl. auch Robert-Bosch-Stiftung 2000: 194ff.).
Langfristig verspricht die Änderung des Krankenpflegegesetzes zum 01.01.2004 zwar eine Anhebung der pädagogisch-fachlichen Qualifikation der Lehrkräfte: hauptberuflich Lehrende müssen zukünftig ihre fachliche und pädagogische Qualifikation mit einem entsprechenden Hochschulabschluss nachweisen (KrPflG 2003: §4 Absatz 2). Eine bedeutungsvolle Einschränkung erfährt dieser für die Qualität der Ausbildung zukünftiger Pflegekräfte wichtige und tendenziell richtige Schritt aber in zumindest drei schwerwiegenden Punkten:

6. Diskussion der Ergebnisse

1. Es handelt sich in der Regel um den Sonderweg eines weiterbildenden Studiums. Mit nur wenigen Ausnahmen wird von den entsprechende Studiengänge anbietenden Fachhochschulen zu Studienbeginn eine abgeschlossene Krankenpflegeausbildung, wenn nicht sogar zusätzlich eine mehrjährige Berufserfahrung vorausgesetzt. Diese Selektions- bzw. Allokationskriterien leisten unbewusst einer traditionalen Verhaftung des Berufsstandes auch in Zukunft Vorschub.
2. Pflegewissenschaft ist nicht als verbindliche Fachdisziplin für das von den »Pflege« als Fächerschwerpunkt hauptberuflich Lehrenden vorzuweisende abgeschlossene Hochschulstudium festgelegt worden.[48]
3. Unverändert sind auch weiterhin pädagogisch nicht-qualifizierte Honorar- und Fremddozenten mit erheblichem Anteil am Unterrichtsstundenkontingent, wie auch an der Abnahme des Krankenpflegeexamens partizipierend, in das Ausbildungsgeschehen involviert.

Lehr-Lernprozesse in der theoretischen Ausbildung
Die mangelnde pädagogisch-fachliche Qualifikation der Lehrenden an den Krankenpflegeschulen, der große Anteil an Fremd- und Honorardozenten, denen „neben einer pädagogischen Qualifikation häufig auch der pflegedidaktische Kontext ihres Faches [fehlt]" (Robert-Bosch-Stiftung 2000: 210), hat erhebliche Konsequenzen auf in den Krankenpflegeschulen stattfindende bzw. angebotene Lehr-Lernprozesse. Berufspädagogisch betrachtet dominiert unter den gegebenen Bedingungen die laienhafte Vermittlung überwiegend fächerspezifischen Einzelwissens auf rein kognitiver Ebene. Das Lehren der Lehrenden steht stärker im Zentrum des Unterrichtsgeschehens als das aktive, transferfähiges Wissen aneignende Lernen der Lernenden.

Die Auszubildenden suchen vergeblich nach der „Ausrichtung der vielen Unterrichtsfächer an der zentralen Bezugswissenschaft für berufliches Handeln" (Krüger 1997: 189) – in diesem Fall also der Ausrichtung an der Pflege. Die Ausbildungsrelevanz der vermittelten Unterrichtsinhalte wird den

---

[48] Dies führt beispielsweise zu der aus fachdidaktischer Sicht paradoxen Konstellation, dass gegenwärtig in einzelnen Bundesländern per Erlass (MAGS-NRW 2006) bspw. auch allen Personen mit einer *beliebigen,* fächerunabhängigen Befugnis zum Lehramt an allgemein- oder berufsbildenden Schulen die uneingeschränkte Eignung für die Lehrtätigkeit an einer Schule des Gesundheitswesens zugesprochen wird.

angehenden Pflegekräften dadurch nur unvollständig verständlich. Fächerintegrative Ansätze, Handlungs- und Situationsorientierung, die Vernetzung der Wissenselemente zu einem ganzheitlichen Pflegeverständnis, die methodisch geplante, systematische Vermittlung von Schlüsselqualifikationen als Basis der zu entwickelnden beruflichen Kompetenz, geraten so selbst bei den besten Intentionen der an den Krankenpflegeschulen tätigen Lehrenden unweigerlich in den Hintergrund (vgl. auch Bals 1996: 89; Robert-Bosch-Stiftung 2000: 1994).

Für eine Qualifizierung, die die Pflegenden sowohl zu hermeneutischem Fallverstehen, wie auch zur begründeten Abwägung fundierten theoretischen Wissens zu dessen situativen Übertragung auf den Einzelfall ermächtigen soll, bedarf es geeigneter, Professionalität systematisch fördernder Lernangebote. Nicht die reine Reproduktion von Wissen, sondern der zur professionellen Handlung befähigende reflektierte Transfer von theoretischem Wissen, die situationsangemessen dem subjektiven wie objektiven Pflegebedarf des jeweiligen Pflegebedürftigen gerecht wird, muss als vorherrschendes Ziel im Mittelpunkt des Lehr-Lernprozesses stehen. Über im Unterricht stattfindende fallbezogene Bearbeitungen exemplarischer Pflegesituationen, die unter pädagogisch-didaktisch Gesichtspunkten ausgewählt werden, können entsprechende Lernprozesse initiiert und handlungsorientierte Problemlösungskompetenzen systematisch von den Lernenden erworben werden.

In der schulischen – wie auch betrieblichen Ausbildung – müssen Handlungsspielräume für selbstgesteuertes und entdeckendes Lernen eröffnet werden. „Induktive, fachübergreifende, transferfördernde Lernprozesse" (Czycholl/Ebner 1995: 41) tragen zur „Sicherung kognitiver Komplexität, persönlicher Flexibilität und Mobilität sowie kommunikativer Kompetenz der Lerner" (ebenda: 41) bei. Die im Unterricht thematisierten Bildungsinhalte sind mithin von den Lehrkräften nach ihrem Bildungs*gehalt* auszuwählen und müssen methodisch in geeigneten Lehr-Lern-Arrangements (siehe hierzu ausführlich z.B. Pätzold 1997a-c) angeboten werden. Die traditionelle Reduktion der Vermittlung auf vornehmlich standardisierte Handlungsrepertoires und bloßes Faktenwissen wird so zugunsten des umfassenden Erwerbs von Schlüsselqualifikationen bzw. der Ausbildung entsprechender Kompetenzen aufgegeben. Für die Fähigkeit hermeneutischen Fallverstehens benötigen Pflegende in hohem Maße personale und sozial-kommunikative Kom-

6. Diskussion der Ergebnisse

petenzen. Die Förderung dieser Kompetenzen ist in der Krankenpflegeausbildung bisher weitgehend vernachlässigt worden und wenn überhaupt eher zufällig und beiläufig erfolgt.[49] Methodische Problemlösungskompetenzen, die sichere Beherrschung instrumentell-technischer Fertigkeiten und gesicherte wissenschaftliche, insbesondere pflegewissenschaftliche Kenntnisse sind darüber hinaus für eine Handlungsfähigkeit erforderlich, die sich auf der Basis des Pflegeprozesses als theoretisch fundiert, einzelfallbezogen reflektiert und begründbar erweist.

Lernort: Pflegepraxis
Die systematische Verzahnung der beiden Lernorte Schule und Pflegepraxis hat in den Ausbildungen der Pflegekräfte bisher keine Berücksichtigung erfahren. Auszubildende sind auf den Stellenplan des Pflegepersonals angerechnet. Damit stehen in der alltäglichen Pflegepraxis pädagogischen Interessen zuwiderlaufende arbeitsökonomische Verwertungsinteressen im Vordergrund.[50] Gerade angesichts abnehmender finanzieller Ressourcen im Gesundheitswesen beherrschen Nutzen-Kosten-Erwägungen zunehmend den berufspädagogischen Spielraum der strukturellen und inhaltlichen Ausbildungsgestaltung. Die „Spannung zwischen Krankenversorgung und Bildungsauftrag" (Robert-Bosch-Stiftung 2000: 16) kann aus bildungspolitischer Sicht beunruhigend leicht zugunsten des Verwertungsinteresses des Krankenhausträgers entschieden werden. Es besteht die Gefahr, dass die Krankenpflegeschüler und –schülerinnen als billige und leicht verfügbare Arbeitskräftereserve missbraucht werden. Über die »Funktionsfähigkeit« der Auszubildenden, die über die unkritische und unreflektierte Reproduktion von verrichtungsorientierten Handlungsschemata sichergestellt werden kann, wird kurzfristig ein Beitrag zur Minderung der Arbeitsbelastung des

---

[49] So ist beispielsweise für das Stundenkontingent der theoretischen Pflegeausbildung nur ein sehr geringer Anteil an Unterrichtsstunden für Inhalte bzw. Themen aus dem Bereich der Geistes-, Erziehungs- und Sozialwissenschaften ausgewiesen.

[50] Die Anrechnung der Auszubildenden auf den Stellenplan mit dem Zweck einer vollständigen Gegenfinanzierung der in ihrer Gesamtheit entstehenden Ausbildungskosten, schulischen und betrieblichen, stellt eine schwer zu kalkulierende Einflussgröße auf die Qualität der Ausbildung dar.

praktischen Ausbildungsortes hergestellt. Lernen reduziert sich damit primär minimalistisch auf das Anlernen technisch-instrumenteller Handgriffe.

Eine berufliche Sozialisation, die die Pflegekräfte zu kritisch-reflektiertem und theoretisch fundierten Handeln im Pflegealltag ermächtigt, benötigt aber in der betrieblichen Praxis neben gezielter pädagogisch-fachlicher Anleitung und Reflexion u.a. auch genügend Freiräume. Auszubildende brauchen einen pädagogisch geschützten Freiraum, ein »pflegerisches« Moratorium, in dem sie – frei und ungestört von divergierenden betrieblichen Interessen – eigene pflegerische Handlungsentwürfe antizipieren, erproben und evaluieren können. Neben einer veränderten Ausbildungsfinanzierung könnte hierfür u.a. das – in anderen Berufsausbildungen bereits positiv bewährte – pädagogisch-didaktische Konzept von Lerninseln (vgl. u.a. Pätzold 1997c: 47ff.) als berufsbildungspolitisch richtungsweisender Ansatz fungieren. „Zukünftige Anforderungen an eine professionelle Pflege zielen [...] auf die systematische Verknüpfung wissenschaftlicher Erkenntnisse mit Erfahrungswissen" (Keuchel 2006). Von den Lernenden bisher im Ausbildungsalltag erfahrbare Dimensionen einer »Theorie-Praxis-Diskrepanz« können neben dem hier exemplarisch genannten Konzept der Lerninseln darüber hinaus durch weitere innovative Gestaltungsmöglichkeiten systematischer Lernortkooperationen mit gemeinsamem Bildungsauftrag reduziert werden.[51]

Insgesamt betrachtet bedarf die praktizierte Form der nicht-akademischen Pflegeausbildung einer weitgehenden Reformierung, wenn ihr Ziel auf die Entwicklung professioneller Kompetenzen für das berufliche Alltagshandeln angehender Pflegekräften gerichtet ist. Mit den mit Wirkung zum 01.01.2004 in Kraft getretenen Änderungen des Krankenpflegegesetzes und der ‚Ausbildungs- und Prüfungsverordnung für die Berufe in der Krankenpflege' ist ein auf den ersten Blick brauchbarer, aber in seinen Konsequenzen für den Erwerb professioneller Handlungskompetenzen in der Pflege bei weitem nicht ausreichender Schritt eingeleitet worden.

---

[51] Ein einführender Überblick zu konkreten Gestaltungsmöglichkeiten der Lernortkooperation in der Pflegeausbildung findet sich z.B. in PADUA 2006.

6. Diskussion der Ergebnisse

6.2.2 Professionalität durch Akademisierung?

Die in den letzten zehn Jahren eingeleitete Akademisierung der Pflege stellt unhinterfragt einen bedeutsamen Meilenstein für berufliche Bildungsoptionen der Angehörigen pflegerischer Berufsstände dar. Sie allein sichert aber per se noch keine Professionalisierung (vgl. u.a. Schaeffer 1994), auch wenn sie – unter enger Auslegung des Professionalisierungsbegriffes – als deren unabdingbare Voraussetzung verstanden werden muss.[52]

Die Ergebnisse der vorliegenden Untersuchung geben tendenziell auf einen ersten Blick Anlass für die aufgrund ihrer hohen Spekulativität mit Vorsicht zu betrachtende Hypothese, dass Anforderungen an Kriterien der Professionalität pflegerischen Handelns eher von Pflegekräften mit Pflegestudium erfüllt werden. Hierfür spricht die quantitative Verteilung der beiden Gruppen von Interviewten auf die in Kap. 5 dargestellten zwei Handlungstypen, bei der sich eine deutliche Ungleichgewichtung feststellen lässt. Während nur eine der sieben nicht-akademisch qualifizierten Pflegekräfte Züge von Professionalität in ihrem Handeln aufweist, ist dies bei den Pflegenden mit abgeschlossenem pflegewissenschaftlichem Studium immerhin die Hälfte der Befragten.[53]

Die in ihrem Tenor bei allen Interviewten – insbesondere der als »nahe der Professionalität« zu verortenden – Pflegeakademikerinnen übereinstimmenden Äußerungen auf die Frage, was ein Pflegestudium für die Praxis zu bewirken vermag, lassen im Zusammenhang der Frage des Qualifizierungsbedarfs aufhorchen. Sie enthalten berufs- und bildungspolitisch wichtige Hinweise:

> In der Reflektion von Pflege. Das ist auf jeden Fall, dass der, der größte Vorteil dieses Studiums war, eigenes Handeln besser reflektieren zu können. Und das unterscheidet quasi von der praktischen Ausbildung. Dass ich ansonsten, wie ge-

---

[52] Dies gilt – unter exemplarischem Bezug auf die in dieser Arbeit vorgestellten Professionstheorien – gleichermaßen für formal-statusbezogene wie auch inhaltlich-handlungsbezogene Betrachtungsweisen.

[53] Das diesen Ergebnissen zugrunde liegende *qualitative* Forschungsdesign stellt dabei unfraglich einen kritisch zu beachtenden Aspekt für die wissenschaftlich-methodische Legitimation dieser in ihrer Aussage generalisierenden Hypothese dar.

sagt, was ich sicherlich so gar nicht würde. Ich kann auf jeder Ebene, egal auf welcher wesentlich freier denken als andere. (PW 4/269-274)

Und hab sicherlich [durch das Studium – Einf. C.D.] auch noch mal meine äh Haltung zu dem Beruf verändert. Aber mein Pflegehandeln nicht. Weil ich aus diesem System, Sozialisationssystem Krankenhaus dadurch nicht rauskomme. Also Einstellungen haben sich geändert. Und meine Sichtweise auf bestimmte Dinge. Aber mein Handeln kann sich dadurch nicht ändern, solange ich nicht mehr Freiraum drin bekomme. (PW 1/479-487)

Eine akademische Aus- bzw. Weiterbildung intendiert und leistet – wie es in den entsprechenden Statements der Absolventen zum Ausdruck kommt – einen gezielten Beitrag zur Entwicklung bzw. Befähigung selbstreflexiver Denkprozesse, methodisch-systematischer Problemlösungskompetenzen etc. Die berufsbildungspolitische Idee wissenschaftlicher Qualifizierung – der Erwerb professioneller Handlungskompetenzen auf der Basis universalisierten Wissens mit dem Ziel der praktischen Umsetzung bzw. Anwendung im Berufsalltag – ist bei den in dieser Arbeit untersuchten Pflegeakademikern und -akademikerinnen dabei dennoch nur unvollständig erreicht worden.

Neben den vielfältigen institutionell-strukturellen und ökonomischen Restriktionen, die auf das Handlungsfeld Pflege einwirken, sowie der durch ihre ärztliche Weisungsgebundenheit formal äußerst begrenzte Handlungsautonomie der Pflegenden, besteht berechtigter Anlass zu der Annahme, dass der Sachverhalt fehlender bzw. eingeschränkter Professionalität sehr stark der vor Aufnahme des Hochschulstudiums bereits stattgefundenen beruflichen Sozialisation *in* und *durch* den Pflegeberuf geschuldet ist. Lernpsychologisch betrachtet stellt die innerhalb der nicht-akademischen Erstausbildung und späterer Berufstätigkeit erfolgte Internalisierung traditioneller, »verrichtungsorientierter« Denk- und Handlungsmuster ein gravierendes Hindernis für eine daran anschließende pflegewissenschaftliche Qualifizierung dar. Soll in der direkten Pflege die Professionalität pflegerischen Handelns keine Ausnahmeerscheinung bzw. Vision bleiben, gilt es an dieser Stelle den Sonderweg des weiterbildenden Pflegestudiums, welches zudem zumeist in berufsbegleitender Form angeboten und durchgeführt wird, weiter zu überdenken. Beide Sachverhalte unterstützen das Verhaften der studierenden Pflegekräfte in alten Mustern und Strukturen. Die Intention der Ausbildung professioneller Kompetenzen wird demzufolge konterkariert.

6. Diskussion der Ergebnisse

Wie für die nicht-akademische Ausbildung gilt auch für die wissenschaftliche Qualifizierung, dass die Lernenden für analytische, kritisch-reflektierte Denk- und Lernprozesse ausreichende Distanz zum Praxisfeld selbst benötigen. Mit ihrem „Grundsatz: Bildung vor Arbeit" (Breuckmann 2006: 514) bieten Hochschulen in grundständigen Studiengängen die hierfür notwendigen Rahmenbedingungen.

Mittel- bis langfristig ist bei den gegenwärtigen Akademisierungsprozessen in der Pflege verschärft darauf zu achten, dass es sich nicht lediglich um die Teilakademisierung einer elitären Minderheit handelt, sondern alle Bereiche bzw. Handlungsfelder der Pflege Berücksichtigung erfahren. Pflegende stehen in ihrem beruflichen Alltagshandeln vor einer Vielzahl zusätzlicher, neuer, veränderter sowie weiter wachsenden Aufgaben. Um auch zukünftig einen adäquaten, „in seiner Bedeutung [bisher in der Öffentlichkeit – Einf. C.D.] unterschätzten Beitrag zu einer effektiven wie effizienten Gesundheitsversorgung zu leisten" (Schaeffer 2003: 241), bedarf es verstärkt der Herausbildung professioneller Kompetenzen. Neben der längst überfälligen – mit dem KrPflG 2003 richtungsweisend eingeleiteten – Reform der nicht-akademischen Erstausbildung, stellt sich unter dem Aspekt der Professionalisierung des gesamten Berufsstandes nicht weniger die Überlegung, ob langfristig über die verstärkte Einrichtung grundständiger Pflegestudiengänge, wie sie im benachbarten Ausland teilweise bereits zur Normalität gehören, professionelles Pflegehandeln im Alltag dauerhaft und erfolgreich implementiert werden könnte.

Fazit

Der im Sprachgebrauch der Pflegenden benutzte Terminus der »professionellen Pflege«, dem das Erkenntnisinteresse dieser Arbeit geschuldet gewesen ist, beginnt sich zeitnah zu der in der Gesellschaft zunehmend wahrgenommenen Krise(n) des Gesundheitswesens zu profilieren. Der Begriff findet dabei nicht nur – theoretisch fundiert – in berufspolitischen Diskussionen einzelner elitärer Teilgruppen des Berufsstandes Verwendung. Auch eine Vielzahl nicht-akademisch ausgebildeter Pflegekräfte wendet ihn für die Beschreibung ihres spezifischen Pflegehandelns im Alltag an.

Aufgrund ihrer fehlenden wissenschaftlichen Qualifizierung handelt es sich bei den nicht-akademisch qualifizierten Pflegenden um eine Untersuchungspopulation, die über bestehende professionstheoretische Ansätze keiner dem spezifischen Erkenntnisinteresse dieser Arbeit dienenden Analyse zugänglich ist. Mittels geringfügiger Modifikation des professionstheoretischen handlungsorientierten Ansatzes von Oevermann – »zur Strukturlogik professionalisierten Handelns« – gelingt es dann letztendlich aber doch, dass spezifische Handeln aller Berufsangehörigen, und nicht nur der derzeit verschwindend kleinen Minderheit der in der direkten Pflege tätigen Pflegeakademiker zu untersuchen.

Als größte Berufsgruppe im Gesundheitswesen leisten Pflegekräfte quantitativ, aber auch qualitativ, einen essentiellen Beitrag zu einer effektiven und effizienten Gesundheitsversorgung der Bevölkerung. In Konsequenz der sich für die Gesundheitsversorgung abzeichnenden Problemlagen leiten sich für die Pflegekräfte, und hier besonders für die in der ambulanten Pflege Tätigen

- ein erhöhter Mehrbedarf an Verberuflichung,
- Erfordernisse bedarfsgerechter Qualifikationen

- und berufspolitische Forderungen nach Gleichstellung zu anderen Gesundheitsprofessionen ab.[54]

Angesichts der sich abzeichnenden, vielschichtigen und komplexen Bewältigungsherausforderungen an das Handeln der Pflege – wie aber auch der anderen Gesundheitsprofessionen – stellen Professionalisierungsnotwendigkeit wie Professionalisierungschance dabei zwei Seiten ein und derselben Medaille dar.

Der Wandel des Krankheitspanoramas in Richtung Chronizität und Multimorbidität stellt an einen Berufsstand, der seinem inhärenten Verständnis als »care profession« in der alltäglichen Erfüllung seines Versorgungsauftrages gerecht werden will, Anforderungen, denen die Mehrheit der Pflegenden, wie die vorliegende Untersuchung zeigt, bisher nur höchst unzureichend genügt. So hat sich in der Datenauswertung gezeigt, dass das Gros der untersuchten Pflegenden technokratisch und verrichtungsorientiert handelt. Die Einzigartigkeit des zu Pflegenden erfährt in ihrem Pflegehandeln keine angemessene Berücksichtigung. Die professionellem Handeln inhärente ausdrückliche Verwiesenheit der Gestaltung von Handlungsvollzügen auf theoretische Expertise wird mehrheitlich durch die unreflektierte Befolgung und Abarbeitung starrer Handlungsschemata bzw. auf der Grundlage tradierten und/oder intuitiven, „aus dem Bauch heraus" kommenden Wissens ersetzt. Das Handeln des Gros der interviewten Pflegenden weist damit bezüglich des in dieser Arbeit inhaltlich und formal angelegten Anspruchs an »professionelles« Pflegehandeln gravierende Defizite auf. Darüber hinaus lässt sich im praktischen Handeln dieser Pflegenden unter berufs- und professionstheoretischen Gesichtspunkten gleichzeitig eine, berufs- wie gesundheitspolitisch problematische, Affinität zum Wesen vorberuflicher Laienpflege feststellen.

Bei der anderen Gruppe der Pflegenden, in der Pflegekräfte mit pflegewissenschaftlicher Qualifizierung zahlenmäßig überproportional vertreten sind, vollzieht sich Pflege dagegen im Rahmen aktiver Beziehungsgestaltung und symmetrischer Aushandlungsprozesse zwischen Pflegekraft und Pflegebedürftigen. Pflegehandeln wird von ihnen fallgerecht auf der Grund-

---

[54] Trotz ihrer Gleichzeitigkeit verweisen diese Forderungen dabei zugleich auf unterschiedliche Dimensionen des Professionalisierungsbegriffes.

Fazit

lage theoretisch fundierter Kenntnisse gestaltet. Durch den reflektierten Transfer ihres Regelwissens auf den Einzelfall sind sie in der Lage, situativ und unter Berücksichtigung der Besonderheit der Situation, flexibel Handlungsalternativen zu entwickeln, die dem Pflegebedürftigen einen bestmöglichen Beitrag zur Problemlösung bzw. Krisenbewältigung leisten. Unter Berücksichtigung bestehender Restriktionen gestaltet sich ihr Handeln nahe der Professionalität.

Die Ergebnisse dieser qualitativen Studie machen damit deutlich, dass die Möglichkeit professionellen Pflegehandelns in der Pflegepraxis zwar nicht kategorisch ausgeschlossen ist, eine so verstandene und ausgeübte Handlungspraxis aber derzeit kein Alltagsphänomen sondern lediglich eine Ausnahmeerscheinung darstellt.

Damit sich professionelles Pflegehandeln im Alltag durchsetzt, von einer gegenwärtig vornehmlich ideellen Vision zur praktizierten Wirklichkeit werden kann, bedarf es der Schaffung entsprechender Handlungsvoraussetzungen. Sollen diesbezügliche Professionalisierungsbestrebungen der Pflege, die zugleich auch eine verbesserte Versorgungssituation der Pflegebedürftigen mit sich bringen, erfolgreich sein, müssen nach den Befunden dieser Forschungsarbeit u.a. folgende Überlegungen Berücksichtigung erfahren:

1. Derzeit scheint der Mehrzahl der Pflegenden in ihrem Praxisalltag die qualitative Güte einer Handlung nachhaltig beeinflussende wechselseitige Verwiesenheit von theoretischem Fachwissen und praktischer Handlungskompetenz – wenn überhaupt – nur unzureichend bewusst zu sein. Dementsprechend zeichnet sich deutlich ein entsprechender Qualifizierungsbedarf ab. Neben der Sicherstellung einer systematischen, pädagogisch-fachlich qualifizierten Vermittlung von Elementen professionellen Pflegehandelns in Theorie und Praxis der nichtakademischen Aus-, Fort- und Weiterbildung, gilt es dabei auch zu bedenken, ob die Grundausbildung langfristig nicht auf akademisches Niveau angehoben werden sollte. In der Konzeption entsprechender akademischer Qualifizierungsgänge muss dabei aber unter allen Umständen der inhärenten Gefahr fehlenden Praxisbezuges Vorschub geleistet werden.

Fazit

2. Angesichts der zunehmenden gesellschaftlichen Bedeutung pflegerischer Arbeit stellt die anhaltende Nichtnutzung von Erkenntnissen aus der Pflegewissenschaft auf Dauer aus gesundheitswissenschaftlicher wie auch aus gesundheits- und berufsbildungspolitischer Sicht eine unannehmbare Ressourcenvergeudung dar. Dieser muss dringend gegengesteuert werden, um Pflegekräfte zu ermächtigen, in Form professionellen Pflegehandelns ihren spezifischen Beitrag zur Bewältigung der Krise(n) des Gesundheitswesens beizusteuern. In der Bundesrepublik Deutschland befindet sich die Entwicklung einer Pflegewissenschaft noch in ihren Anfängen. Über den weiteren Ausbau von Pflegeforschung bzw. deren Intensivierung, die Weitergabe sowie die Implementation entsprechender Ergebnisse in die Praxis kann zum einen die Herausbildung dringend benötigter wissenschaftliche Expertise der Pflegenden gefördert, zum anderen eine Verbesserung der Versorgungssituation der Pflegebedürftigen angestrebt bzw. erreicht werden. Zur Sicherstellung, dass alle Pflegekräfte an pflegewissenschaftlichen Erkenntnissen partizipieren, für die Pflege benötigte Schlüsselqualifikationen erwerben bzw. im Rahmen lebenslangen Lernens weiterentwickeln, kann hier die Einführung einer gesetzlichen Fortbildungsverpflichtung, wie sie für die Pflege z.B. in England seit langem besteht, sinnvoll und zweckmäßig sein.
3. Steckt die Professionalisierung der Pflege in Deutschland noch ganz in den Anfängen, so kann sie in ihrem Bestreben und diesem Prozess dennoch auf vielfältige, teilweise sehr unterschiedliche internationale Erfahrungen zurückgreifen. Aus Fehlern und Irrwegen, aber auch aus positiven Erfahrungen, die Pflegende in Ländern, in denen der Professionalisierungsprozess bereits fortgeschritten ist, gemacht haben, lässt sich nutzbringend lernen. So kann unter berufspolitischen Aspekten z.B. die Betrachtung von England und den USA zur kritischen Reflektion darüber beitragen, in welcher Richtung (horizontal oder vertikal) die Pflege hier zu Lande eine Professionalisierung anstrebt. Die Betrachtung internationaler Erkenntnisse und Erfahrungen vermag so einen wertvollen, den hiesigen Professionalisierungsprozess effektiv unterstützenden Beitrag zu leisten.

Fazit

4. Des Weiteren ist die Klärung der Frage der „Erweiterung des Selbst- und Aufgabeverständnisses der Pflege" (Schaeffer 2006: 198) unabdingbar. Der erforderliche, längst überfällige Versorgungsparadigmenwechsel von »cure« auf »care« verlangt von den Pflegenden die Wahrnehmung anderer, zum Teil neuer bzw. zusätzlicher Aufgaben. Eine weitere Fixierung auf eine verrichtungsorientierte, auf somatische Beeinträchtigungen fokussierende Pflege – verhaftet in starren Handlungsroutinen und primär Weisungen befolgend –, wird weder dem vorhandenen bzw. sich abzeichnenden subjektiven wie objektiven Versorgungsbedarf der Pflegebedürftigen, noch einer multi- und interprofessionellen, auf Versorgungskontinuität und Versorgungsintegration angelegten Kooperation zwischen den verschiedenen Gesundheitsprofessionen gerecht.

5. Mit der Novellierung des Krankenpflegegesetzes (2003) ist der Pflege erstmals in ihrer Berufsgeschichte gesetzlich ein eigenverantwortlicher Aufgabenbereich eingeräumt und zugestanden worden. Den hier geschaffenen autonomen Handlungsspielraum gilt es gleichermaßen inhaltlich auszufüllen als auch nach außen deutlich zu machen. Die Verwissenschaftlichung der Pflege bietet dabei das entsprechende Rüstzeug für die systematische Lösung anstehender komplexer Aufgaben, wie sich sich z.B. bei dem Ziel der Integration von Krankheit in den Lebensalltag der Pflegebedürftigen ergeben. Pflege hat über die Gesetzesänderung die Möglichkeit erhalten, sich nach innen wie außen zu profilieren. Sie muss diese Chance allerdings auch engagiert aufgreifen und aktiv nutzen.

6. Im Rahmen bestehender Professionalisierungsnotwendigkeit und Professionalisierungschance gilt es in der Pflege verstärkt darauf zu achten, dass sich die Professionalisierungsbestrebungen bzw. -entwicklungen nicht nur auf einzelne »elitäre« Teilbereiche beschränken, sondern der gesamte Berufsstand der Pflege in diese Entwicklung einbezogen wird. Diese Gefahr besteht, solange an den (Fach-)Hochschulen vornehmlich weiterbildende Studiengänge angeboten werden. Darüber hinaus liegt seit Beginn der Akademisierung der Schwerpunkt der angebotenen Studiengänge immer noch auf den Bereichen Pflegepädagogik und Pflegemanagement und nicht, wie für die Pro-

fessionalisierung des gesamten Berufsstandes erforderlich, auf Pflege bzw. Pflegewissenschaft.
7. Der Ökonomisierungsdruck im Gesundheitswesen begünstigt Professionalisierungs- wie Deprofessionalisierungstendenzen gleichermaßen. Umso wichtiger ist es, dass Pflege ihren spezifischen Beitrag, den sie in der Versorgung Pflegebedürftiger zu leisten vermag, in der Öffentlichkeit und Politik transparent macht. Über die Evaluation bzw. den Nachweis von Effektivität und Effizienz pflegerischen Handelns können nicht nur öffentlich andiskutierte Überlegungen, die den Professionalisierungsbestrebungen der Pflege zuwiderlaufen (wie z.B. Arbeitsverpflichtung in der Pflege für Hartz IV-Empfänger, Ableistung von Sozialstunden Straffälliger in der Pflege etc.), argumentativ abgefangen werden. Gleichermaßen lässt sich auf diese Weise wohlwollende Unterstützung für einen voranzutreibenden Professionalisierungsprozess gewinnen.

Gerade angesichts der gesundheitspolitischen Herausforderungen der nächsten Jahre bedarf pflegerisches Handeln dringend der Professionalisierung. Die bildungs- und gesellschaftspolitischen Voraussetzungen hierfür sind mit der begonnenen Verwissenschaftlichung in den Grundsätzen gegeben. Es liegt in der Hand der Pflege, die Vision der Professionalität pflegerischen Handelns im Alltag zur Wirklichkeit werden zu lassen. Auch wenn sich dieser Prozess angesichts der aufgezeigten Defizite im Handeln des Gros der Pflegekräfte insgesamt als langwierig und mühselig erweisen wird, lohnt es sich, nicht nur für die Pflegenden selbst, sondern letztlich für alle – Individuum und Gesellschaft gleichermaßen –, dieses Ziel engagiert und konsequent weiter zu verfolgen.

Literaturverzeichnis

Abt-Zegelin, A. (2002): Zum Wesen beruflicher Pflege. In: Die Schwester/Der Pfleger 41 (07) [Sonderdruck]

ANA (American Nurses Association) (2004): Nursing: Scope and Standards of Practice. Silver Spring, MD: Nurses books org.

Albert, M. (2000): Krankenpflege auf dem Weg zur Professionalisierung. Dissertation. URL: www.freidok.uni-freiburg.de/volltexte/93/pdf/93_1.pdf [01.09.2006]

Arndt, M. (1996): Ethik denken: Maßstäbe zum Handeln in der Pflege. Stuttgart, New York: Thieme

Arnold, R.; Lipsmeier, A. (1995): Berufspädagogische Kategorien didaktischen Handelns. In: Arnold, R.; Lipsmeier, A. (Hrsg.): Handbuch der Berufsbildung. Opladen: Leske u. Budrich

Ausbildungs- und Prüfungsverordnung für die Berufe in der Krankenpflege vom 10. November 2003 (KrPflAPrV). Bundesgesetzblatt Teil I Nr. 55., 2263-2273

Bals, T. (1990): Professionalisierung des Lehrens im Berufsfeld Gesundheit. Köln: Müller Botermann

Bals, T. (Hrsg.) (1994): Was Florence noch nicht ahnen konnte. Neue Herausforderungen an die berufliche Qualifizierung in der Pflege. Melsungen: Bibliomed

Bals, T. (1996): Pflege und Gesundheitswissenschaften als Bezugspunkte der Lehrerbildung für Gesundheitsfachberufe. In: Ministerium für Arbeit, Gesundheit und Soziales des Landes Nordrhein-Westfalen (Hrsg.): Neue Qualifikationen im Gesundheitswesen. Neue Gesundheitspolitische Herausforderungen – Veränderte Qualifikationen – Gesellschaftlicher Bedarf. Dokumentation der Expertentagung. Düsseldorf: MAGS-NRW, 83-96

Bals, T. (1997): Gesundheitsfachberufe. Berufsbildung gegen den Strom. In: Berufsbildung 51 (45), 22-24

Bartholomeyczik, S. (2001): Professionelle Kompetenz in der Pflege. Teil I. In: Pflege Aktuell 55 (5), 284-287

Bartholomeyczik, S.; Halek, M. (Hrsg.) (2004): Assessmentinstrumente in der Pflege. Möglichkeiten und Grenzen. Überarbeitete, erw. und ergänzte Beiträge einer Fachtagung zu diesem Thema am Institut für Pflegewissenschaft der Universität Witten/Herdecke in Zusammenarbeit mit der "Nationalen Pflegeassessmentgruppe Deutschland" im April 2003. Hannover: Schlütersche

Beck, U. (1996): Risikogesellschaft. Auf dem Weg in eine andere Moderne. Sonderausgabe. Frankfurt a.M.: Suhrkamp

Beck, U.; Brater, M.; Daheim, J. (1980): Soziologie der Arbeit und Berufe. Grundlagen, Problemfelder, Forschungsergebnisse. Reinbek: Rowohlt

Beck-Gernsheim, E. (1976): Der geschlechtsspezifische Arbeitsmarkt. Zur Ideologie und Realität von Frauenberufen. Frankfurt a.M.: Aspekte

Benner, P. (1995): Stufen zur Pflegekompetenz. From Novice to Expert. 1. Nachdruck. Bern: Hubert

Bischoff, C; Botschafter, P. (Hrsg.) 1993: Neue Wege in der Krankenpflegeausbildung. Melsungen: Bibliomed

Bischoff, C.; Wanner, B. (1993): „Wer gut pflegt, der gut lehrt? Zur Geschichte einer unbekannten Lehrergruppe". In Bischoff, C.; Botschafter, P. (Hrsg.): Neue Wege in der Lehrerausbildung in der Krankenpflege. Melsungen: Bibliomed, 13-31

Bischoff, C. (1997): Frauen in der Krankenpflege: Zur Entwicklung von Frauenrolle und Frauenberufstätigkeit im 19. und 20. Jahrhundert. 3., durchges. Auflage, überarb. und erw. Neuausgabe. Frankfurt a.M., New York: Campus

Blaudszun, A. (2000): Pflege im Spannungsfeld des Gesundheitssystems. Entwicklungschancen zwischen Leistungsorientierung und Humanität. Stuttgart: Kohlhammer

Blum, K. u.a. (2006): Pflegeausbildung im Umbruch. Pflegeausbildungsstudie Deutschland (PABiS). Düsseldorf: Deutsche Krankenhaus Verlagsgesellschaft

Bollinger, H.; Gerlach, A.; Grewe, A. (2006): Die Professionalisierung in der Pflege zwischen Traum und Wirklichkeit. In: Pundt, J. (Hrsg.): Professionalisierung im Gesundheitswesen. Positionen – Potenziale – Perspektiven. Handbuch Gesundheitswissenschaften. Bern: Huber, 76-92

Literaturverzeichnis

Bortz, J., Döring, N. (2003): Forschungsmethoden und Evaluation für Human- und Sozialwissenschaftler. 3., überarb. Auflage. Berlin, Heidelberg, New York: Springer

Breuckmann, M. (2006): Pro und Contra. Soll die Pflegeausbildung an die Hochschulen? In: Die Schwester/ Der Pfleger 45 (07), 514-515

Brühe, R; Rottländer, R.; Theis, S. (2004): Denkstile in der Pflege. In: Pflege 17 (5), 306-311

BZgA (Bundeszentrale für gesundheitliche Aufklärung) (Hrsg.) (2001): Was erhält Menschen gesund? Antonovskys Modell der Salutogenese – Diskussionsstand und Stellenwert. Eine Expertise von Bengel, J.; Strittmacher, R.; Willmann, H.. Erw. Neuauflage. Bd. 6. Köln: BZgA

Daheim, H. (1970): Der Beruf in der modernen Gesellschaft. Versuch einer soziologischen Theorie beruflichen Handelns. 2. Auflage. Köln: Kiepenheuer u. Witsch

Czycholl, R.; Ebner, H.G. (1995): Handlungsorientierung in der Berufsbildung. In: Arnold, R.; Lipsmeier, A. (Hrsg.) Handbuch der Berufsbildung. Opladen: Leske u. Budrich, 39-49

DNQP (Deutsches Netzwerk für Qualitätsentwicklung in der Pflege) (Hrsg.) (2006): Expertenstandard Sturzprophylaxe in der Pflege. Entwicklung, Konsentierung, Implementierung. Osnabrück: DNQP an der Fachhochschule Osnabrück

Doenges, M.E.; Moorhouse, M.F.; Geissler-Murr, A.C. (2004): Pflegediagnosen und Maßnahmen. 2. Nachdruck der 3. vollst. überarb. u. erw. u. korr. Auflage 2002. Bern: Huber

Flick, U. (2004): Qualitative Sozialforschung. Eine Einführung. Originalausgabe, vollst. überarb. und erw. Neuausgabe., 2. Auflage. Reinbek bei Hamburg: Rowohlt

Friebe, J. (2004): Der biografische Ansatz in der Pflege. In: Pflege u. Gesellschaft 19 (1), 3-5

Fuch-Heinritz, W. u.a. (Hrsg.) (1994): Lexikon zur Soziologie. 3. völlig neu bearb. und erw. Auflage. Opladen: Westdeutscher Verlag

Funk, S.G. u.a. (Hrsg) (1997): Die Pflege chronisch Kranker. Key Aspects 1. Bern: Huber

Funk, S.G. u.a. (1997): Chronisch Kranke pflegen. Von der Forschung zur Praxis. In: Funk, S.G. u.a. (Hrsg): Die Pflege chronisch Kranker. Key Aspects 1. Bern: Huber, 13-18

Garms-Homolová, V. (Hrsg.) (2002): Assessment für die häusliche Versorgung und Pflege. Resident Assessment Instrument – Home Care (RAI HC 2.0). Bern: Huber

Geißler, R. (2006): Die Sozialstruktur Deutschlands. Zur gesellschaftlichen Entwicklung mit einer Bilanz zur Wiedervereinigung. 4. überarb. u. akt. Auflage. Wiesbaden: VS Verlag für Sozialwissenschaften

Gerlach, A. (2005): Akademisierung ohne Professionalisierung? Die Berufswelt der ersten Pflegeakademikerinnen in Deutschland. In: Bollinger, H.; Gerlach, A., Pfadenhauer, M. (Hrsg.): Gesundheitsberufe im Wandel. Soziologische Betrachtungen und Interpretationen. Frankfurt a.M.: Mabuse, 71-102

Gieseke, M. (2006): Pflege als Prozess. In: Heuwinkel-Otter, A.; Nümann-Dulke, A.; Matscheko, N. (Hrsg.): Menschen pflegen. Band 1. Pflegeprinzipien. Fachabteilungen. Beruf und Karriere. Heidelberg: Springer, 33-56

Görres, S. u.a. (2002): Pflegevisite. Möglichkeiten und Grenzen. In: Pflege 15 (1), 25-32

Greinert, W.-D. (1998): Das »deutsche System« der Berufsausbildung. Tradition, Organisation, Funktion. 3. überarb. Auflage. Baden-Baden: Nomos

Hampel, K. (1983): Professionalisierungstendenzen in den Krankenpflegeberufen. Ein theoretischer und empirischer Beitrag zu neuen Berufsbildern in den paramedizinischen Berufen. Münster: Lit-Verlag

Hartmann, H. (1972): Arbeit, Beruf, Profession. In: Luckmann, T.; Sprondel, W.M. (Hrsg.): Berufssoziologie. Köln: Kiepenheuer & Witsch, 36-52

Heffels, W. M. (2002): Pflegeethik als Verpflichtung zur Wahrnehmung personaler Verantwortung der Pflegenden in funktionalisierten Handlungsfeldern der Pflege. Dissertation. URL: www.miless.uni-duiesburg-essen.de/servlets/Document-Servlet?id=5219 [letzter Zugriff am 20.08.2006]

Literaturverzeichnis

Henderson, V.A. (1991): The nature of nursing. A Definition and Its Implications for Practice, Research and Education. Reflections after 25 Years. New York: National League for Nursing Press

Hesse, H. A. (1972): Berufe im Wandel. Ein Beitrag zur Soziologie des Berufs, der Berufspolitik und des Berufsrechts. 2., überarb. Auflage. Stuttgart: Ferdinand Enke

Hunstein, D.; Dintelmann, Y., Sippel, B. (2005): Developing a screening instrument as a standardized assessment of signs and symptoms concerning basic nursing care needs in hospital nursing care. In: Oud, N. u.a.: ACENDIO 2005 - Proceedings of the 5th European Conference of ACENDIO. Bern: Huber, 396-402

ICN (International Council of Nurses) (Hrsg.) (2003): ICNP – Internationale Klassifikation für die Pflegepraxis. Bern: Huber

ICN (International Council of Nurses) (2006): Definition of Nursing. URL: www.icn.ch/definition.htm [letzter Zugriff am 11.10.2006]

Isfort, M. (2003a): Wissen und Tun. In: Pflege Aktuell 57 (5), 274-277

Isfort, M. (2003b): Die Professionalität soll in der Pflege ankommen. In: Pflege Aktuell 57 (6), 325-329

Isfort, M. (2005): Professionelles Handeln in der Pflege. Dem Besonderen Beachtung schenken. In: Pflegezeitschrift 58 (1), 11-14

Kälble, K. (2005): Modernisierung durch wissenschaftsorientierte Ausbildung an Hochschulen. Zum Akademisierungs- und Professionalisierungsprozess der Gesundheitsberufe in Pflege und Therapie. In: Bollinger, H.; Gerlach, A.; Pfadenhauer, M. (Hrsg.): Gesundheitsberufe im Wandel. Soziologische Betrachtungen und Interpretationen. Frankfurt a.M.: Mabuse, 31-53

Kellnhauser, E. (1994): Krankenpflegekammern und Professionalisierung der Pflege. Ein internationaler Vergleich mit Prüfung der Übertragbarkeit auf die Bundesrepublik Deutschland. Melsungen: Bibliomed

Keuchel, R. (2006): Miteinander statt nebeneinander. Stand und Perspektiven der Lernortkooperation in der Pflegeausbildung. In: PADUA 1 (1), 6-12

KrPflG (Krankenpflegegesetz) (2003). In: Gesetz über die Berufe in der Krankenpflege und zur Änderung anderer Gesetze vom 16. Juli 2003. Bundesgesetzblatt Teil I Nr. 36, 1442-1448

Krüger, H. (1996): Die andere Bildungssegmentation. Berufssysteme und soziale Ungleichheit zwischen den Geschlechtern am Beispiel der Umstrukturierung in Pflegeberufen. In: Bolder, A. u.a. (Hrsg.): Die Wiederentdeckung der Ungleichheit. Jahrbuch Bildung und Arbeit. Opladen: Leske u. Budrich, 252-274

Kruse, A.-P. (1995): Krankenpflegeausbildung seit Mitte des 19. Jahrhunderts. 2., überarb. Auflage. Stuttgart: Kohlhammer

Kühnert, S.; Naegele, G. (1996): Professionalisierung der Pflegeberufe auf dem Hintergrund veränderter Qualifikationsanforderungen und des demographischen Wandels. In: Ministerium für Arbeit, Gesundheit und Soziales des Landes Nordrhein-Westfalen (MAGS-NRW) (Hrsg.): Neue Qualifikationen im Gesundheitswesen. Dokumentation der Expertentagung. Düsseldorf: MAGS-NRW, 31-38

MAGS-NRW (Ministerium für Arbeit, Gesundheit und Soziales des Landes Nordrhein-Westfalen) (Hrsg.) (2003): Entschließung der 12. Landesgesundheitskonferenz zur Lage und Zukunft der Heil- und Pflegeberufe. URL: www./mags.nrw/de/pdf/gesundheit/landesgesundheitskonferenz4.12.2003.pdf. [letzter Abruf am 09.09.2006]

MAGS-NRW (Ministerium für Arbeit, Gesundheit und Soziales des Landes Nordrhein-Westfalen) (Hrsg.) (2006): Landesberichterstattung Gesundheitsberufe Nordrhein-Westfalen 2006. Situation der Ausbildung und Beschäftigung. Düsseldorf: MAGS-NRW

MAGS-NRW (Ministerium für Arbeit, Gesundheit und Soziales des Landes Nordrhein-Westfalen): Erlass vom 10. Juli 2006, AZ. III 7 – 0410.1.4. Düsseldorf: MAGS-NRW

Mahler, C. u.a. (2003): Die Auswirkungen eines rechnergestützten Pflegedokumentationssystems auf die Quantität und Qualität von Pflegedokumentationen. In: Pflege 16 (3), 144-142

McBride, A.B. (1997): Der Umgang mit Chronizität. Das Herzstück der Pflege. In: Funk, S.G. u.a. (Hrsg): Die Pflege chronisch Kranker. Key Aspects 1. Bern: Huber, 19-32

Meifort, B. (1998): Warum ein BBiG-geregelter Pflegeberuf? Argumente für die Übernahme des dualen Systems in der Gesundheits- und Sozialpflege. In: Meifort, B; Mettin, G.: Gesundheitspflege. Überlegungen zu einem BBiG-Pflegeberuf. Bielefeld: Bertelsmann, 7-24

Literaturverzeichnis

Meifort, B. (1995): ‚Total normal'. Grundzüge einer Reform der beruflichen Bildung für die Gesundheits- und Sozialpflege. In: Becker, W.; Meifort, B. (Hrsg.): Berufliche Bildung für Pflege und Erziehungsberufe. Reform durch neue Bildungskonzepte. Berichte zur beruflichen Bildung Bd. 178. Bielefeld: Bertelsmann, 221-256

Meifort, B. (1999): Berufsausbildung außerhalb des dualen Systems. Vollzeitschulische Berufsbildung im Strukturwandel. In: Senatsverwaltung für Arbeit, Berufliche Bildung und Frauen (Hrsg.): Expertisen für ein Berliner Memorandum zur Modernisierung der Beruflichen Bildung. Bd. 38. Berlin: BBJ Verlag, 141-166

Meleis, A. I. (1999): Pflegetheorien: Gegenstand, Entwicklung und Perspektiven des theoretischen Denkens in der Pflege. 3. Auflage. Bern: Huber

Menche, N. (Hrsg.) (2004): Pflege Heute. Lehrbuch für Pflegeberufe. 3. vollst. überarb. Auflage. München: Urban u. Fischer

Meuser, M.; Nagel, U. (2002): ExpertInneninterviews – vielfach erprobt, wenig bedacht. Ein Beitrag zur qualitativen Methodendiskussion. In: Bogner, A.; Littig, B.; Menz, W. (Hrsg.): Das Experteninterview. Theorie, Anwendung, Methode. Opladen: Leske u. Budrich, 71-93

Mischo-Kelling, M.; Wittneben, K. (2002): Pflegebildung und Pflegetheorien. München: Urban u. Fischer

Mishel, M.H. (1997): Mit chronischer Krankheit leben. Mit Unsicherheit leben. In: Funk, S.G. u.a. (Hrsg.): Die Pflege chronisch Kranker. Key Aspects 1. Bern: Huber, 61-74

Moers, M (1994): Anforderungs- und Berufsprofil der Pflege im Wandel. In: Schaeffer, D.; Moers, M.; Rosenbrock, R. (Hrsg.): Public health und Pflege. Zwei neue gesundheitswissenschaftliche Disziplinen. Berlin: Ed. Sigma, 159-174

Moers, M.; Schaeffer, D. (2003): Pflegetheorien. In: Rennen-Allhoff, B; Schaeffer, D. (Hrsg.): Handbuch Pflegewissenschaft. Studienausgabe. Weinheim, München: Juventa, 35-66

Mücke, H. (1994): Lernziel: Lehrer/in sein. In: Bals, T: Was Florence noch nicht ahnen konnte: Neue Herausforderungen an die berufliche Qualifizierung in der Pflege. Melsungen: Bibliomed, 15-44

NANDA (North American Nursing Diagnosis Association) (2005): NANDA-Pflegediagnosen. Definition und Klassifikation 2005 – 2006.

NANDA-International. (deutschspr. Ausg. hrsg. von Georg, J.). Bern: Huber

Oevermann, U. (1996): Theoretische Skizze einer revidierten Theorie professionalisierten Handelns. In: Combe, A.; Helsper, W. (Hrsg.): Pädagogische Professionalität. Untersuchungen zum Typus pädagogischen Handelns. Frankfurt a.M.: Suhrkamp, 70-182

Ostner, I.; Beck-Gernsheim, E. (1979): Mitmenschlichkeit als Beruf. Eine Analyse des Alltags in der Krankenpflege. Frankfurt a.M.: Campus

Ostner, I.; Krutwa-Schott, A. (1981): Krankenpflege, ein Frauenberuf. Bericht über eine empirische Untersuchung. Frankfurt a.M.: Campus

PADUA (2006): Die Fachzeitschrift für Pflegepädagogik. Heft 1. Schwerpunkt Lernortkooperation, 6-34

Pätzold, G. (1997a): Lehren und Lernen in der beruflichen Bildung. Individuelles und kooperatives Lernen. Kurseinheit 1. Hagen: FernUniversität

Pätzold, G. (1997b): Lehren und Lernen in der beruflichen Bildung. Methodische Großformen. Kurseinheit 2. Hagen: FernUniversität

Pätzold, G. (1997c): Lehren und Lernen in der beruflichen Bildung. Organisationales Lernen und Lernende Organisation. Kurseinheit 3. Hagen: FernUniversität

Pfadenhauer, M. (2003): Professionalität. Eine wissenssoziologische Rekonstruktion institutionalisierter Kompetenzdarstellungskompetenz. Opladen: Leske u. Budrich

Pfadenhauer, M. (2005): Die Definition des Problems aus der Verwaltung der Lösung. Professionelles Handeln revisted. In: Pfadenhauer, M. (Hrsg.): Professionelles Handeln. Wiesbaden: VS Verlag für Sozialwissenschaften, 9-22

Remmers, H. (2000): Pflegerisches Handeln. Wissenschafts- und Ethikdiskurse zur Konturierung der Pflegewissenschaft. Bern: Huber

Remmers, H. (2003): Ethische Aspekte der Pflege. In: Rennen-Allhoff, B.; Schaeffer, D. (Hrsg.): Handbuch Pflegewissenschaft. Weinheim, München: Juventa, 307-335

Robert-Bosch-Stiftung (Hrsg.) (2000): Pflege neu denken. Zur Zukunft der Pflegeausbildung. Stuttgart, New York: Schattauer

RKI (Robert-Koch-Institut) (Hrsg.) (2004): Gesundheitsberichterstattung des Bundes. Schwerpunktbericht Pflege. Berlin: RKI

Literaturverzeichnis

Schäfers, B. (2004): Sozialstruktur und sozialer Wandel in Deutschland. Stuttgart: UTB
Schaeffer, D. (1990): Psychotherapie zwischen Mythologisierung und Entzauberung. Therapeutisches Handeln im Anfangsstadium der Professionalisierung. Opladen: Westdeutscher Verlag
Schaeffer, D. (1994): Zur Professionalisierbarkeit von Public Health und Pflege. In: Schaeffer, D.; Moers, M.; Rosenbrock, R. (Hrsg.): Public health und Pflege: Zwei neue gesundheitswissenschaftliche Disziplinen. Berlin: Ed. Sigma, 103- 126
Schaeffer, D. (1996): Neue Herausforderungen in der Pflege. Konsequenzen für die Qualifizierung. In: Ministerium für Arbeit, Gesundheit und Soziales des Landes Nordrhein-Westfalen (MAGS-NRW) (Hrsg.): Neue Qualifikationen im Gesundheitswesen. Dokumentation der Expertentagung. Düsseldorf: MAGS-NRW, 58-71
Schaeffer, D. (1999): Entwicklungsstand und –herausforderungen der bundesdeutschen Pflegewissenschaft. In: Pflege 12 (3), 141-152
Schaeffer, D. (2003): Professionalisierung der Pflege. In: Büssing, A.; Glaser, J. (Hrsg.): Dienstleistungsqualität und Qualität des Arbeitslebens im Krankenhaus. Göttingen: Hogrefe, 227-243
Schaeffer, D. (2004): Der Patient als Nutzer. Krankheitsbewältigung und Versorgungsnutzung im Verlauf chronischer Krankheit. Bern: Huber
Schaeffer, D. (2006): Bewältigung chronischer Erkrankung. Konsequenzen für die Versorgungsgestaltung und die Pflege. In: Zeitschrift für Gerontologie und Geriatrie. 39 (3), 192-201
Schmidbauer, W. (1992): Hilflose Helfer. Über die seelische Problematik der helfenden Berufe. Überarb. und erw. Neuausgabe. Reinbek b. Hamburg: Rowolth
Sengenberger, W. (1987): Struktur und Funktionsweise von Arbeitsmärkten. Die Bundesrepublik Deutschland im internationalen Vergleich. Frankfurt a.M, New York: Campus
Sprondel, W. M. (1972): „Emanzipation" und „Professionalisierung" des Pflegeberufs – Soziologische Analyse einer beruflichen Selbstdeutung. In: Pinding, M. (Hrsg.): Krankenpflege in unserer Gesellschaft. Aspekte aus Praxis und Forschung. Stuttgart: Ferdinand Enke, 17-26

Stach, M. (1995): Entwicklungstendenzen der Gesundheits- und pflegeberuflichen Ausbildung und Tendenzen zur Professionalisierung. In: Stach, M.; Wiechmann-Schröder, G; Kipp, M. (Hrsg.): Zur Professionalisierung der Pflege. Dokumentation eines Workshops und Beiträge zur Entwicklung und Institutionalisierung des Pflegestudiums an der Universität Gesamthochschule Kassel. Hochschule & Berufliche Bildung, Bd. 39. Alsbach/Bergstraße: Leuchtturm-Verlag, 11-20
Statistisches Bundesamt (Hrsg.) (2005a): Bericht Pflegestatistik 2003. Pflege im Rahmen der Pflegeversicherung. Deutschlandergebnisse. Bonn. URL: www.destatis.de/download/d/solei/bericht03deutschl.pdf [letzter Zugriff am 02.09.2006]
Statistisches Bundesamt (Hrsg.) (2005b): Statistisches Jahrbuch 2005 für die Bundesrepublik Deutschland. Wiesbaden: Statistisches Bundesamt
Statistisches Bundesamt (Hrsg.) (2006): Gesundheit. Ausgaben, Krankheitskosten und Personal 2004. Presseexemplar. Wiesbaden: Statistisches Bundesamt
Steppe, H. (1993): Perspektiven der professionellen Pflege. Krankenpflege im Dienst der Gesundheit. In: Müller, H.-W. (Hrsg.): Pflegenotstand. Not der Pflegenden und Gepflegten. Krankenpflege im Dienst der Gesundheit. Kongressbericht 1992. Frankfurt a.M.: Schriftenreihe Deutsche Zentrale für Volksgesundheit e.V.
Steppe, H. (1994): Caritas oder öffentliche Ordnung? – Zur historischen Entwicklung der Pflege. In: Schaeffer, D.; Moers, M; Rosenbrock, R. (Hrsg.): Public health und Pflege: Zwei neue gesundheitswissenschaftliche Disziplinen. Berlin: Ed. Sigma 43-51
Stöcker, G. (Hrsg.) (2002): Bildung und Pflege. Eine berufs- und bildungspolitische Standortbestimmung. Hannover: Schlütersche
Strauss, A.; Corbin, J. (1996): Grounded Theory: Grundlagen qualitativer Sozialforschung. Weinheim: Beltz / Psychologie Verlags Union
SVR (Sachverständigenrat für die Konzertierte Aktion im Gesundheitswesen) (2002): Bedarfsgerechtigkeit und Wirtschaftlichkeit. Gutachten 2000/ 2001. Baden-Baden: Nomos
Tackenberg, P. u.a. (2003): Vorzeitiger Ausstieg aus dem Pflegeberuf in Deutschland. Die NEXT-Studie untersucht ein europäisches Problem. In: Pflegezeitschrift 56 (10) [Beilage]

Veit, A. (2004): Professionelles Handeln als Mittel zur Bewältigung des Theorie-Praxis-Problems in der Krankenpflege. Dissertation. URL: www.opus.ub.uni-erlangen.de/opus/volltexte/2004/23/pdf/dissertation .pdf [letzter Zugriff am 06.10.2006]

Weber, M. (1990): Wirtschaft und Gesellschaft. Grundriß der verstehenden Soziologie. 5., rev. Auflage, Studienausgabe /bes. von Johannes Winckelmann. Tübingen: Mohr

Weidner, F. (1999): Was bedeutet Professionalisierung für die Pflegeberufe? Annäherungen an einen strapazierten Begriff. In: Sauter, D.; Richter D. (Hrsg.): Experten für den Alltag. Professionelle Pflege in psychiatrischen Handlungsfeldern. Bonn: Psychiatrie-Verlag, 18-38

Weidner, F. (2004): Professionelle Pflegepraxis und Gesundheitsförderung. Eine empirische Untersuchung über Voraussetzungen und Perspektiven des beruflichen Handelns in der Krankenpflege. 3. Auflage. Frankfurt a.m.: Mabuse

Wiese, M. (1995): Zum Prozeß der Akademisierung der Pflege in der BRD. In: Stach, M.; Wiechmann-Schröder, G.; Kipp, M. (Hrsg.): Zur Professionalisierung der Pflege. Dokumentation eines Workshops und Beiträge zur Entwicklung und Institutionalisierung des Pflegestudiums an der Universität Gesamthochschule Kassel. Hochschule & Berufliche Bildung, Bd. 39. Alsbach/Bergstraße: Leuchtturm-Verlag, 143-165

Wilensky, H. L. (1972): Jeder Beruf eine Profession? In: In: Luckmann, T.; Sprondel, W.M. (Hrsg.): Berufssoziologie. Köln: Kiepenheuer & Witsch, 198-215

Wittneben, K (2003): Pflegekonzepte in der Weiterbildung für Pflegelehrerinnen und Pflegelehrer. Leitlinien einer kritisch-konstruktiven Pflegelernfelddidaktik. 5. Auflage. Frankfurt a.M.: Lang

Woog, P. (Hrsg.) (1998): Chronisch Kranke pflegen. Das Corbin-und-Strauss-Pflegemodell. Wiesbaden: Ullstein Medical

Zander, K. (2000): Case Management und Ergebnisorientierung. Auswirkungen auf die US-amerikanische Pflege. In: Ewers, M.; Schaeffer, D. (Hrsg.): Case Management in Theorie und Praxis. Bern: Huber, 179-194

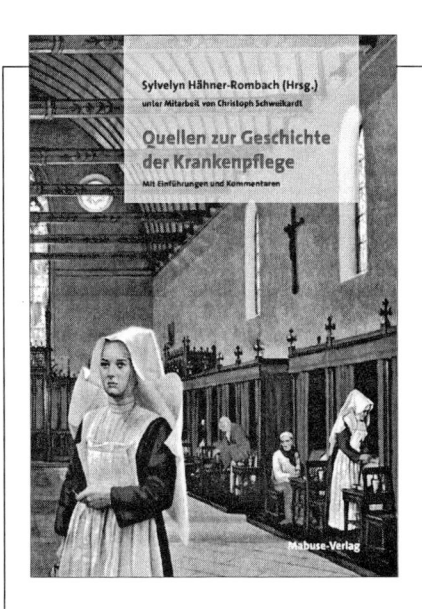

Sylvelyn Hähner-Rombach (Hrsg.)
unter Mitarbeit von Christoph Schweikardt

Quellen zur Geschichte der Krankenpflege
Mit Einführungen und Kommentaren

744 S., inkl. CD-ROM mit über 150 Quellentexten
34 Euro, ISBN 978-3-940529-11-4

Dieses Buch stellt umfangreiches Quellenmaterial zu verschiedenen Themenschwerpunkten zusammen: Pflegealltag, Professionalisierung, Geschlechterbeziehungen, Religion/Ethik/Caritas und Eugenik/Nationalsozialismus. Einführungen in die Themenbereiche stellen die übergeordneten Zusammenhänge dar, Kommentare zu jeder Quelle leisten eine historische Einordnung. Die Einführungen und Kommentare präsentieren den aktuellen Stand der Forschung und erschließen die Quellen so in einzigartiger Weise.

Mabuse-Verlag

Postfach 900647 b • 60446 Frankfurt am Main
Tel.: 069 – 70 79 96-16 • Fax: 069 – 70 41 52
info@mabuse-verlag.de • www.mabuse-verlag.de

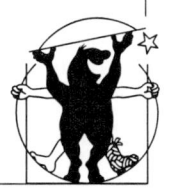

Pflege im Mabuse-Verlag

Kooperationsverbund niedersächsischer Krankenpflegeschulen (Hrsg.)
Das schulische und praktische Curriculum für die Berufsausbildung in der Gesundheits- und Krankenpflege
Denken lernen in Lernsituationen, handeln lernen an Lerngegenständen
2006, 342 Seiten,
29,90 Euro, ISBN 978-3-938304-51-8

Florence Nightingale
Bemerkungen zur Krankenpflege
Die »Notes on Nursing« neu übersetzt von Christoph Schweikardt und Susanne Schulze-Jaschok
2005, 276 Seiten,
24,80 Euro, ISBN 978-3-935964-79-1

Gerd Dielmann
Krankenpflegegesetz
Kommentar für die Praxis und Ausbildungs- und Prüfungsverordnung für die Berufe in der Krankenpflege
2., überarbeitete und erweiterte Auflage 2006, 256 Seiten,
28,90 Euro, ISBN 978-3-935964-36-4

Christa Hüper, Barbara Hellige
Professionelle Pflegeberatung und Gesundheitsförderung für chronisch Kranke
Rahmenbedingungen – Grundlagen – Konzepte – Methoden
2008, 183 Seiten,
15,90 Euro, ISBN 978-3-938304-71-6

Ulrike Greb
Identitätskritik und Lehrerbildung
Ein hochschuldidaktisches Konzept für die Fachdidaktik Pflege
2003, 355 Seiten, Reihe Wissenschaft, Band 67
29 Euro, ISBN 978-3-935964-20-3

Mabuse-Verlag
Postfach 90 06 47, 60446 Frankfurt am Main
Tel. 0 69-70 79 96-13, Fax 70 41 52, verlag@mabuse-verlag.de

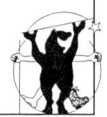

Pflege im Mabuse-Verlag

Hilde Steppe (Hrsg.)
Krankenpflege im Nationalsozialismus
Dieses Buch gilt mittlerweile – auch in allen Krankenpflegeschulen – als Standardwerk!
9. Auflage 2001, 261 Seiten, zahlreiche Grafiken und Fotos,
21,90 Euro, 39,30 SFr, ISBN 978-3-925499-35-7

Karl-Heinz Henze, Gudrun Piechotta (Hrsg.)
Brennpunkt Pflege
Beschreibung und Analyse von Belastungen des pflegerischen Alltags
2004, 230 Seiten
22,90 Euro, ISBN 978-3-935964-08-1

Christian Kolb
Nahrungsverweigerung bei Demenzkranken
PEG-Sonde – ja oder nein?
3. Auflage 2005, 102 Seiten,
12,90 Euro, ISBN 978-3-935964-21-0

Dorothee Ringel
Ekel in der Pflege – eine „gewaltige" Emotion
2. Aufl. 2003, 89 Seiten, Reihe Wissenschaft, Band 45,
13 Euro, ISBN 978-3-933050-30-4

Anne-Kathrin Cassier-Woidasky
Pflegequalität durch Professionsentwicklung
Eine qualitative Studie zum Zusammenhang von professioneller Identität, Pflegequalität und Patientenorientierung
2007, 440 Seiten, Reihe Wissenschaft, Band 102,
42 Euro, ISBN 978-3-938304-72-3

Gesamtverzeichnis anfordern!

Mabuse-Verlag
Postfach 90 06 47, 60446 Frankfurt am Main
Tel. 0 69-70 79 96-13, Fax 70 41 52, verlag@mabuse-verlag.de

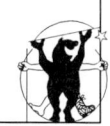

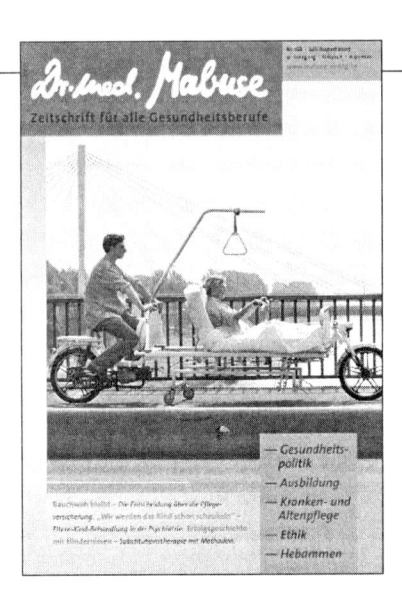

Dr. med. Mabuse

Zeitschrift für
alle Gesundheitsberufe

- kritisch
- unabhängig
- für ein soziales Gesundheitswesen

Schwerpunktthemen der letzten Hefte (je 3,50 Euro):

Psychosomatik (153) • Alter (155) • Psychiatrie (156) • Ausbildung (157) • Frauen, Männer und Gesundheit (159) • Krebs (160) • Gesundheitspolitik (162) • Sterben und Tod (163) • Pharma (164) • Kinder und Gesundheit (166) • Angehörige (167) • Körperbild- und Essstörungen (168) • Heime (169) • Anthroposophische Medizin (170) • Demenz (172) • Zukunft der Gesundheitsberufe (173) • Arbeit und Gesundheit (174) • Evidenzbasierte Medizin und Pflege (175) • Behinderung (176) • Integrierte Versorgung (177)

Eine vollständige Übersicht über alle erhältlichen Ausgaben finden Sie auf unserer Homepage.

Kennenlernabo:

Lernen Sie *Dr. med. Mabuse* kennen! Sie erhalten drei Hefte zum Preis von zwei und ein Geschenk! Oder machen Sie jemendem eine Freude mit einem Geschenk-Kennenlernabo (13 Euro inkl. Porto).

Kostenloses Probeheft anfordern:

Dr. med. Mabuse
Postfach 900647 b • 60446 Frankfurt am Main
Tel.: 069 - 70 79 96-16 • Fax: 069 - 70 41 52
abo@mabuse-verlag.de • www.mabuse-verlag.de

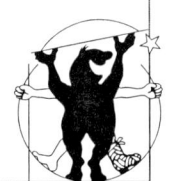